HP Express ® – effektive Vorbereitung für Prüfung & Praxis

Impressum:

© 2014 Sybille Disse

Das Werk, einschließlich seiner Teile, ist urheberrechtlich geschützt. Jede Verwertung ist ohne Zustimmung des Verlages und des Autors unzulässig. Dies gilt insbesondere für die elektronische oder sonstige Vervielfältigung, Übersetzung, Verbreitung und öffentliche Zugänglichmachung.

HEILPRAKTIKERCAMPUS
Heilpraktikerschule Sybille Disse
Sekretariat: Rühler Str. 34, 37619 Bodenwerder
Tel.: 0 55 33/409 16 61

E-Mail:	info@sybille-disse.de
Internet:	http://www.sybille-disse.de/
Shop:	http://www.heilpraktikerladen.com/
Vertrieb:	http://www.buchhandlung-kuehn.de/Heilpraktikercampus/
Verantwortlich für den Inhalt:	© Sybille Disse, Studienleitung des Heilpraktikercampus
Cover: Design u. Umsetzung	Annette Tiaden, Grafikdesign – Kontakt: annette_tiaden@yahoo.de
Coverbild Copyright:	© Copyright@Lonely-Fotolia.com
Illustration/Jacob-Zeichnungen:	© Sven Hartmann Zürich - https://kater-jacob.de/
Verlag:	Epubli GmbH, Oranienstrasse 183, 10999 Berlin - Servicenummer: 01805/88 11 20
	Published in Germany

ISBN 978-3-8442-7964-1   Die Deutsche Nationalbibliothek verzeichnet diese Publikation in der Deutschen Nationalbibliografie, detaillierte bibliografische Daten sind unter http://dnb.d-nb.de abrufbar.

Benutzerhinweis:
Medizinische Erkenntnisse unterliegen einem steten Wandel. Herausgeber und Autor dieses Werkes bemühen sich intensiv dem aktuellen Wissensstand zu entsprechen. Dies entbindet den Benutzer nicht von seiner Sorgfaltspflicht.

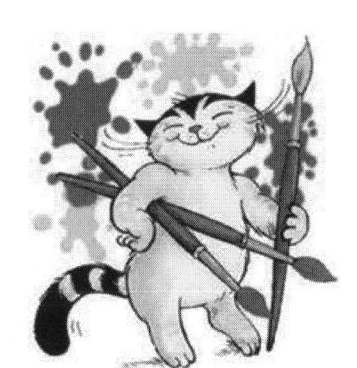

Inhaltsangabe:

Kapitel 1)	Einleitung Lektion 1 - Zelle bzw. Zelllehre (Zytologie)	6
Kapitel 2)	Allgemeines & Wissenswertes zur Zelle (lat. cella)	11
Kapitel 3)	Anatomie	21
Kapitel 4)	Physiologie	36
Kapitel 5)	Anamnese, Untersuchung & Labor	39
Kapitel 6)	Leitsymptome	41
Kapitel 7)	Übersicht der pathologischen Veränderungen	42
Kapitel 8)	Pathologie (Krankheitslehre)	43
Kapitel 9)	Pharmakologie (Arzneimittellehre)	46
Kapitel 10)	Differentialdiagnose (DD)	48
Kapitel 11)	Spielerisch Lernen & Merksprüche	56
Kapitel 12)	Prüfungsfragen (schriftlich)	66
Kapitel 13)	Prüfungsfragen (mündlich)	68
Kapitel 14)	Glossar (von A - Z)	80
Kapitel 15)	Index (Stichwortverzeichnis)	84
Kapitel 16)	Lernübersicht Zelle	85
Kapitel 17)	Quellenangaben (Literaturverzeichnis)	89

HP Express ® – effektive Vorbereitung für Prüfung & Praxis

Liebe/r Leser/in,

Sie haben sich entschieden, die **Ausbildung zum/zur Heilpraktiker/in** zu absolvieren bzw. den Heilpraktikercampus kennenzulernen. Ihr **Ziel** ist es wahrscheinlich, die **amtsärztliche Überprüfung** bei dem für Sie zuständigen Gesundheitsamt zu meistern, um dann später z. B. mit eigener **Praxis für Naturheilkunde (HeilprG)** Patienten mit sanften Methoden helfen zu können.

Begleitend zu unserer Heilpraktikerausbildung und Audiokurs halten Sie nun das Lehrheft Nr. 1 – Zelle in der Hand.

Hierbei haben wir uns an den **Anforderungen der Gesundheitsämter, den amtsärztlichen Überprüfungen der letzten 15 Jahre, zahlreichen mündlichen Prüfungsprotokollen der letzten zehn Jahre und der ICD 10 (internationaler Katalog der Erkrankungen)** orientiert, damit wir Sie **optimal auf die Heilpraktikerüberprüfung vorbereiten!**

Dieses Lehrheft Nr. 1 beinhaltet die prüfungsrelevanten Inhalte – strukturiert und übersichtlich.

Gehen Sie diese der Reihe nach durch und arbeiten Sie die Lücken nach.

Unsere **Lehrhefte bzw. alle Skripte** unseres **Heilpraktikerlehrgangs** sind so aufgebaut, dass Sie zunächst einen Text lesen und dann eine Überprüfungsfrage beantworten, um zu überprüfen, ob Sie den Inhalt verstanden haben.

Unser Heilpraktikerlehrgang ist in **24 Themengebiete** aufgeteilt. Wir empfehlen, **durchschnittlich ein Lehrheft pro Monat** durchzuarbeiten. Bei manchen Lehrheften werden Sie sicher schneller vorankommen und bei manchen Lehrheften länger verweilen.

Die **Lehrhefte** und unsere **Online-Vorlesungen (Webinare) für HPA** zeigen einen analogen Aufbau und ergänzen sich gegenseitig.

Die Reihen **"der HP Express ®"** (für Heilpraktikeranwärter) und **"der HPP Express ®"** (für werdende Heilpraktiker Psychotherapie) sind aus einer **langjährigen Unterrichtspraxis** und unter Berücksichtigung der geforderten Inhalte bei der **amtsärztlichen Heilpraktikerüberprüfung** (Orientierung an den Gegenstandskatalogen des Gesundheitsamtes Husum, den **schriftlichen Original-Prüfungen** der letzten 15 Jahre sowie zahlreichen **mündlichen Prüfungsprotokollen** der letzten 10 Jahre) entstanden.

Das Lernskript können Sie **online bestellen** in unserem **Shop:** www.heilpraktikerladen.com (als ebook bzw. epaper)
und bei der **Buchhandlung Kühn:** http://www.buchhandlung-kuehn.de/Heilpraktikercampus/ (in Buchform mit Spiralbindung)

HP Express ® – effektive Vorbereitung für Prüfung & Praxis

Bei der Erstellung der Unterlagen haben wir uns außerdem eng an die **ICD10 (internationaler Krankheitenkatalog)** gehalten, um Sie optimal auf die **Prüfung** und auch spätere **Praxistätigkeit** (Zusammenarbeit mit dem Gesundheitswesen in Deutschland) vorzubereiten.

Zu den **Zielgruppen,** die unsere Reihen verwenden können, gehören verschiedene Fachrichtungen innerhalb der Berufsausbildung an Heilpraktikerschulen, Berufsbildenden Schulen für Gesundheit und Soziales, Kranken- & Altenpflegeschulen, uvm. Besonders sind die **Auszubildenden im Bereich der Naturheilkunde sowie Psychologie, Psychiatrie und Psychotherapie** angesprochen. Interessierte im Bereich der Naturheilkunde und Psychologie kommen als weitere Zielgruppen in Betracht.

Die **Tätigkeit als Heilpraktiker bzw. Heilpraktikerin** setzt **anatomische Grundlagenkenntnisse** und **ein Verständnis der Physiologie** voraus. Die Absicht der Autorin bestand darin, ein **Lehrheft zu erstellen, das Anschauungsmaterial, Selbststudiumsgrundlage und Wissensspeicher** sein soll. Den verschiedenen **gezeichneten Abbildungen** wurde in der Regel sowohl ein **einführender als auch ein erklärender Text zugeordnet**. Die Inhalte der Texte stammen aus der **Anatomie, der Physiologie, der Pathologie und der Differentialdiagnostik** anerkannter Lehrbücher im Bereich der **Medizin bzw. Naturheilkunde.**

Am Ende eines jeden Lehrheftes findet sich **ein Glossar der prüfungsrelevanten Fachbegriffe** sowie **Übungsfragen zur Überprüfung** des Wissens. Zusätzlich haben Sie die Möglichkeit, in unserer Lernplattform (E-Learning) eine **Lernzielkontrolle** zu absolvieren. Sie haben sich für ein **faszinierendes, aber auch sehr anspruchsvolles Gebiet** entschieden, auf dem Sie tätig werden möchten. Das Team der Heilpraktikerschule Sybille Disse möchte Sie auf diesem Weg **tatkräftig unterstützen.**

Wann immer Sie **Fragen oder Anregungen** haben, wenden Sie sich gerne per Email an uns!

info@sybille-disse.de

Und nun wünschen wir Ihnen **ganz viel Vergnügen**

und freuen uns sehr, Sie auf dem Weg zum/zur Heilpraktiker/in **begleiten zu dürfen**

und bieten Ihnen ab nun das „Du" an! ☺

Deine Sybille Disse und Team

Kapitel 1) Einleitung allgemein

Die **Naturheilkunde** bezeichnet ein **Spektrum verschiedener Methoden, die die körpereigenen Fähigkeiten zur Selbstheilung (Spontanheilung und Hilfe zur Selbsthilfe) aktivieren sollen** und die sich bevorzugt in der Natur vorkommender Mittel oder Reize bedienen. Dazu gehören (nach einer Definition von Alfred Brauchle - deutscher Mediziner und Pionier in der Naturheilkunde) **die Sonne, das Licht, die Luft, die Bewegung, die Ruhe, die Nahrung, das Wasser, die Wärme, die Erde, die Atmung, die Gedanken, die Gefühle und Willensvorgänge.**

Mit diesem Lehrgang und der **Vorbereitung auf die amtsärztliche Überprüfung beim Gesundheitsamt** strebst Du die Erlaubnis zur Durchführung der Heilkunde (nach dem Heilpraktikergesetz) an. Wir möchten Dich dabei **begleiten, unterstützen, motivieren** und Dir nicht nur den **roten Faden für eine erfolgreiche Prüfung,** sondern ein **solides Grundgerüst mit vielen Querverstrebungen** anbieten.

Bevor wir mit den ersten Organsystemen starten, laden wir Dich auf eine **Reise durch die durchaus spannenden Themengebiete 1 - Zelle (Zytologie) und 2 - Gewebe (Histologie)** ein. Am Anfang erscheint der Stoff eher trocken, aber später wird Dir dieses Wissen aus den ersten beiden Lehrheften weiterhelfen und vieles **erleichtern.**

Daher unser Tipp:

Beginne **strukturiert, von Anfang an.** Besorge Dir ein **Vokabelheft oder Karteikarten,** um die umfangreichen **Fachbegriffe** zu übertragen. Die jeweiligen Vokabeln, die auch immer im **Glossar eines jeden Lehrheftes** vermerkt und erklärt sind, solltest Du unbedingt nach dem Durcharbeiten des Themas „drauf haben" und auch wiederholen. So fügt sich nach und nach eines zum anderen und macht das spätere Lernen **kinderleicht.**

Am Anfang benötigst Du jedoch die **Motivation** und das Wissen darum, dass diese vielen Fachbegriffe einen zunächst schier „erschlagen". Dies wird aber von Lehrheft zu Lehrheft besser, irgendwann gibt es die ersten **„Aha-Erlebnisse"** und dann geht's munter weiter. Bis dahin bleibe stark, akzeptiere, dass Du nicht sofort jeden Fachbegriff wissen kannst, aber bleibe dran an den **Vokabeln!**

„Etwas lernen und mit der Zeit darin immer geübter werden, ist das nicht auch eine Freude?" (Konfuzius)

Dabei wünschen wir Dir **viel Vergnügen!**

Deine Sybille Disse und Team

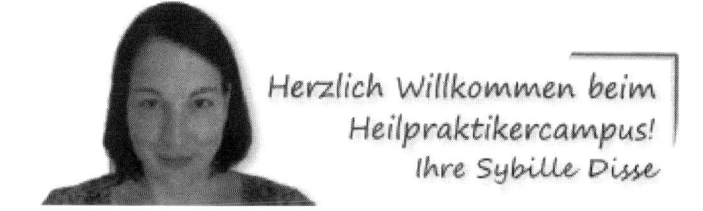

Herzlich Willkommen beim Heilpraktikercampus!
Ihre Sybille Disse

HP Express ® – effektive Vorbereitung für Prüfung & Praxis

(1.1) Einführung in die Fachbegriffe. Was bedeutet...?

⇨ Die nun folgenden **Fachbegriffe bzw. Vokabeln** tauchen im Laufe unserer **Heilpraktikerausbildung** immer wieder auf. Mache es Dir daher **einfach und fluffig,** indem Du sie schon zu Beginn paukst, dann wird es später viel leichter für Dich, versprochen! ☺

Pathologie	⇨	Lehre von den Krankheiten, der Entstehung und den durch sie hervorgerufenen, organisch-anatomischen Veränderungen
DD	⇨	Differenzialdiagnose bzw. Differentialdiagnose, Krankheitsbestimmung durch unterscheidende, abgrenzende Gegenüberstellung mehrerer Krankheitsbilder mit ähnlichen Symptomen
Prävalenz	⇨	Rate der zu einem bestimmten Zeitpunkt oder in einem bestimmten Zeitabschnitt an einer bestimmten Krankheit Erkrankten (im Vergleich zur Zahl der Untersuchten)
Synonym/e	⇨	synonymes Wort bzw. verschiedene Wörter mit gleicher oder ähnlicher Bedeutung
Epidemiologie	⇨	Wissenschaft von der Entstehung, Verbreitung, Bekämpfung und den sozialen Folgen von Epidemien, zeittypischen Massenerkrankungen und Zivilisationsschäden
Prädilektionsstelle	⇨	bevorzugte Stelle für das Auftreten einer Krankheit
Pathogenese	⇨	Entstehung und Entwicklung einer Krankheit
Mortalität	⇨	Verhältnis der Zahl der Todesfälle zur Zahl der statistisch berücksichtigten Personen
Letalität	⇨	Wahrscheinlichkeit, an einer Krankheit zu sterben
Prophylaxe	⇨	einer Erkrankung vorbeugende Maßnahme[n]; Vorbeugung/Vorsorge/Prävention
Ätiologie	⇨	Lehre von den Ursachen von Krankheiten
Komorbidität	⇨	Begleiterkrankung, das Auftreten zusätzlicher Erkrankungen im Rahmen einer Grunderkrankung (Wortschöpfung aus Ko in der Bedeutung mit und Morbus, die Krankheit)
Inkubationszeit	⇨	Zeit zwischen der Ansteckung und dem Ausbrechen einer Infektionskrankheit; Kurzform: Inkubation
Immunität	⇨	(angeborene oder durch Impfung erworbene) Unempfänglichkeit für Krankheitserreger oder deren Gifte
Applikation	⇨	Verabreichung (von Medikamenten); Anwendung (von Heilverfahren)
Wechselwirkung	⇨	[Zusammenhang durch] wechselseitige Beeinflussung bzw. Veränderung der Wirkung eines Medikaments durch die gleichzeitige Gabe eines anderen

HP Express ® – effektive Vorbereitung für Prüfung & Praxis

(1.2) Übung zu den Fachbegriffen. Was bedeutet…?

⇨ Bitte versuche, die folgenden Fachbegriffe mit eigenen Worten zu beschreiben. Überprüfe dann mithilfe der vorherigen Seite, ob Du schon alles wusstest! *(Anmerkung: Bitte übertrage diese Begriffe auch in Dein Vokabelheft/Vokabel App bzw. auf die Karteikarten!)*

Inkubationszeit	⇨	....
Pathologie	⇨	....
Prävalenz	⇨	....
Synonym	⇨	....
Epidemiologie	⇨	....
Wechselwirkung	⇨	....
Prädilektionsstellen	⇨	....
Pathogenese	⇨	....
Ätiologie	⇨	....
DD	⇨	....
Komorbidität	⇨	....
Immunität	⇨	....
Applikation	⇨	....
Mortalität	⇨	....
Prophylaxe	⇨	....
Letalität	⇨	....

HP Express ® – effektive Vorbereitung für Prüfung & Praxis

(1.3) Welche Grundeigenschaften haben Zellen?

- Stoffwechsel[1] & Energiegewinnung
- Vermehrung und begrenzte Lebensdauer
- Reiz[2]aufnahme und Reizbeantwortung

(1.4) Was sind die „Kennzeichen des Lebendigen"?

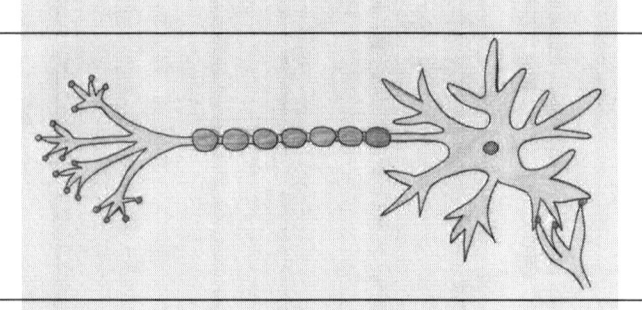

Abbildung: Nervenzelle (Neuron) 1

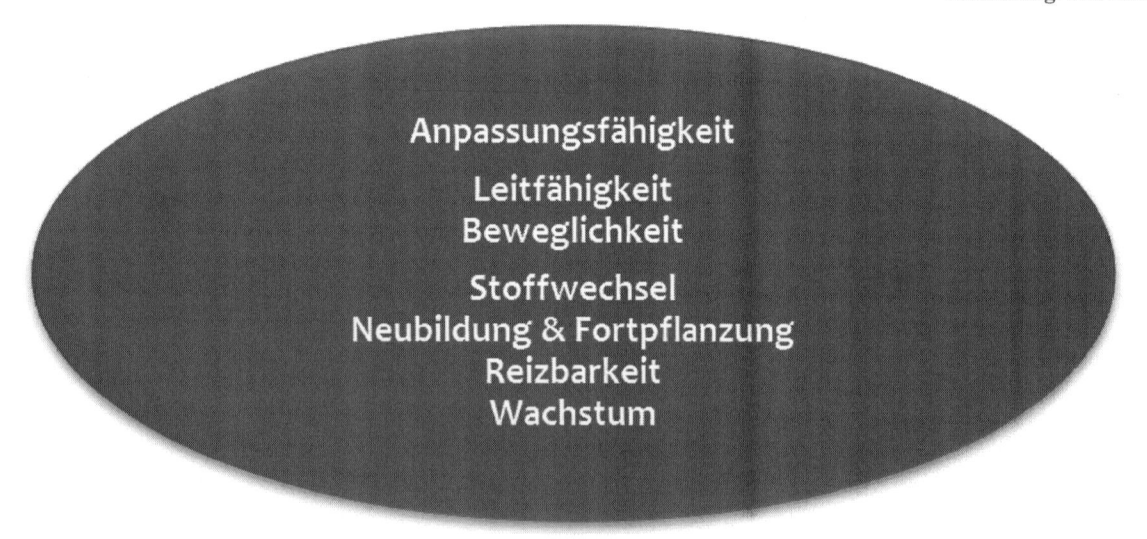

Anpassungsfähigkeit
Leitfähigkeit
Beweglichkeit
Stoffwechsel
Neubildung & Fortpflanzung
Reizbarkeit
Wachstum

⇨ **Merkspruch: An**-geblich **Leit**-en **Be**-rliner **St**-etig **Neu**-n **For**-men von **Reiz**-en **W**-eiter

⇨ *Anmerkung: Die Kennzeichen des Lebendigen sind nicht unbedingt prüfungsrelevant, aber dennoch wichtig für das Verständnis!*

---

[1] *Gesamtheit der biochemischen Vorgänge in einem lebenden Organismus, bei denen dieser zur Aufrechterhaltung seiner Funktionen Stoffe aufnimmt, chemisch umsetzt und abbaut (Metabolismus)*
[2] *äußere oder innere Einwirkung auf den Organismus, z. B. auf die Sinnesorgane, die eine bestimmte, nicht vom Willen gesteuerte Reaktion auslöst*

HP Express ® – effektive Vorbereitung für Prüfung & Praxis

(1.5) Woraus besteht der menschliche Körper?

⇨ zu 65% aus Wasser, wobei sich der größte Anteil in den Zellen (intrazellulär) befindet! *(bei Säuglingen/Kleinkindern ca. 75%!)*

- ✓ **Zellen, Körperflüssigkeit**
- ✓ **Blutplasma** (flüssiger Bestandteil des Blutes, der dem Transport der Blutzellen dient; Blutflüssigkeit)
- ✓ **Lymphflüssigkeit** (Lymphplasma)
- ✓ **Gallenflüssigkeit** („Galle")
- ✓ **Zwischenzellflüssigkeit** (Interzellularflüssigkeit)
- ✓ **Hirn-Rückenmarkflüssigkeit** (Liquor)
- ✓ **Sekrete**
- ✓ **Schleim**

(1.6) Mit welchen Methoden arbeiten die Zytologie (Lehre von den Zellen) und die Histologie (Lehre von den Geweben)?

- bloßes Auge
- Lupe
- Gewebeprobe (Biopsie)
- Gewebekultur
- Lichtmikroskop
- Färbelösungen
- Elektronenmikroskop

(1.7) Aus welchen chemischen Elementen ist die Zelle aufgebaut?

- 65% Sauerstoff (O), 18% Kohlenstoff (C), 10% Wasserstoff (H), 3% Stickstoff (N), 2% Kalzium (Ca), 1% Phosphor (P)
- *außerdem:* Kalium (K), Schwefel (S), Chlor (Cl), Natrium (Na), Magnesium (Mg), Eisen (Fe) …

Kapitel 2) Allgemeines & Wissenswertes zur Zelle

„Schon seit Jahrmillionen sind uns die Zellen im Denken überlegen. Genau genommen könnte ihre Weisheit, die so viel älter ist als die der Großhirnrinde, das beste Modell für das Einzige darstellen, was noch älter als sie ist: der Kosmos." (Deepak Chopra, Das Buch der Geheimnisse)

Die Lehre von der Zelle (Zelllehre bzw. Zytologie)

Zellen sind die **kleinsten selbstständigen Bau- und Funktionseinheiten des Organismus** (sowohl des menschlichen Körpers, der Tiere und der Pflanzen). Sie können Stoffe aufnehmen, umbauen und wieder freisetzen. Außerdem können viele Zellen wachsen, sich teilen und auf Reize aus ihrer Umgebung reagieren.

Der gesamte menschliche Körper ist aus **Zellen und Interzellularsubstanz** (Zwischenzellsubstanz) aufgebaut. Die verschiedenen Funktionen der Zellen führen zu **Unterschieden in ihrer Form und Größe** (Man nennt dies auch: funktionelle Differenzierung). Die **Lebensdauer** der Zellen ist ebenfalls sehr unterschiedlich und kann von wenigen Tagen (z.B. Darmepithelzellen) bis zu einem Menschenleben reichen (z.B. Nervenzellen)!

Der Mensch ist ein **großer Organismus**[3] und ein **Vielzeller.** Er besteht allerdings nicht etwa aus besonders großen, sondern aus ungeheuer vielen Zellen. Außerdem gehen stetig mehrere Millionen Zellen zugrunde und gleichzeitig werden mehrere Millionen Zellen neu gebildet.

(2.1) Was sind Zellen und was ist die Zytologie?

- ⇨ **Zelle** = kleinste lebensfähige Einheit des Organismus (lat. cella)
- ⇨ **Zytologie** = die Lehre von den Zellen (Zell(en)lehre)

---

[3] *Lebewesen, gesamtes System der Organe (aus verschiedenen Geweben zusammengesetzte einheitliche Teile des Körpers mit einer bestimmten Funktion)*

HP Express ® – effektive Vorbereitung für Prüfung & Praxis

Jetzt Du! ☺ (Die Auflösung findest Du im Anschluss!)

- ⇨ **Zelle** = ...
- ⇨ **Zytologie** = ...
- ⇨ **Interzellularsubstanz** = ...
- ⇨ **Differenzierung** = ...

Auflösung zur Übung (2.1)

- ⇨ **Zelle** = kleinste selbstständige Funktionseinheit des Organismus (lat. cella)
- ⇨ **Zytologie** = die Lehre von den Zellen (Zell(en)lehre)
- ⇨ **Interzellularsubstanz** = Zwischenzellsubstanz
- ⇨ **Differenzierung** = verschiedene Funktionen, Unterschiede in Form und Größe

(2.2) Woraus ist der gesamt menschliche Körper aufgebaut?

⇨ **aus Zellen & Interzellularsubstanz**

- ✓ **Zellen:** sind die Baueinheiten des menschlichen Körpers, der Tiere und der Pflanzen
- ✓ **Die Interzellularsubstanz** (Extrazellularmatrix bzw. Zwischenzellsubstanz)
    - es handelt sich um ein **Substanzgemisch aus Glykosaminoglykanen (GAG)[4] und Proteinen**
    - sie wird von der Zelle produziert
    - sie bildet Fasern aus, die vor allem in Knorpel- und Knochengewebe Stützfunktionen übernehmen
    - sie ist Speicher für die extrazelluläre Flüssigkeit
    - sie ist zuständig für den Austausch von Substanzen zwischen dem Blut und den Körperzellen
- ✓ **der Interzellularraum** = ICR ist der Raum zwischen den Organzellen (z. B. im Bindegewebe), der mit Interzellularsubstanz aus Flüssigkeit, Fasern und der ungeformten Grundsubstanz gefüllt ist.

---

[4] *Mukopolysaccharide, die aus langen Ketten von Zuckermolekülen bestehen*

(2.3) Was bedeutet die Differenzierung von Zellen?

Alle Zellen des Menschen haben sich durch zahlreiche Teilungen aus einer einzigen Zelle entwickelt! Dabei haben sie sich im Dienste des Gesamtorganismus spezialisiert (z.B. Drüsenzellen auf die Sekretbildung oder Sinneszellen auf die Wahrnehmung). Durch diese Differenzierung kann der Organismus seine zahlreichen Aufgaben optimal erfüllen. **Die differenzierten Körperzellen haben also unterschiedliche Aufgaben, besitzen eine unterschiedliche Form und Größe und unterscheiden sich in der Lebensdauer.**

Spezialisierung/Individualentwicklung der Zelle, z.B. zur Knochenzelle, Drüsenzelle, Sinneszelle, Epithelzelle, Flimmerepithelzelle, Blutzelle, Glatten Muskelzelle, Eizelle, Samenzelle, Bindegewebszelle, Knorpelzelle, Nervenzelle,... *(dargestellt in der Abbildung).*

1. Knochenzelle
2. Sinneszelle
3. Blutzelle/n
4. Drüsenzelle
5. Bindegewebszelle
6. Samenzelle
7. Nervenzelle
8. Knorpelzelle
9. Flimmerepithelzelle
10. Glatte Muskelzelle
11. Epithelzelle
12. Eizelle

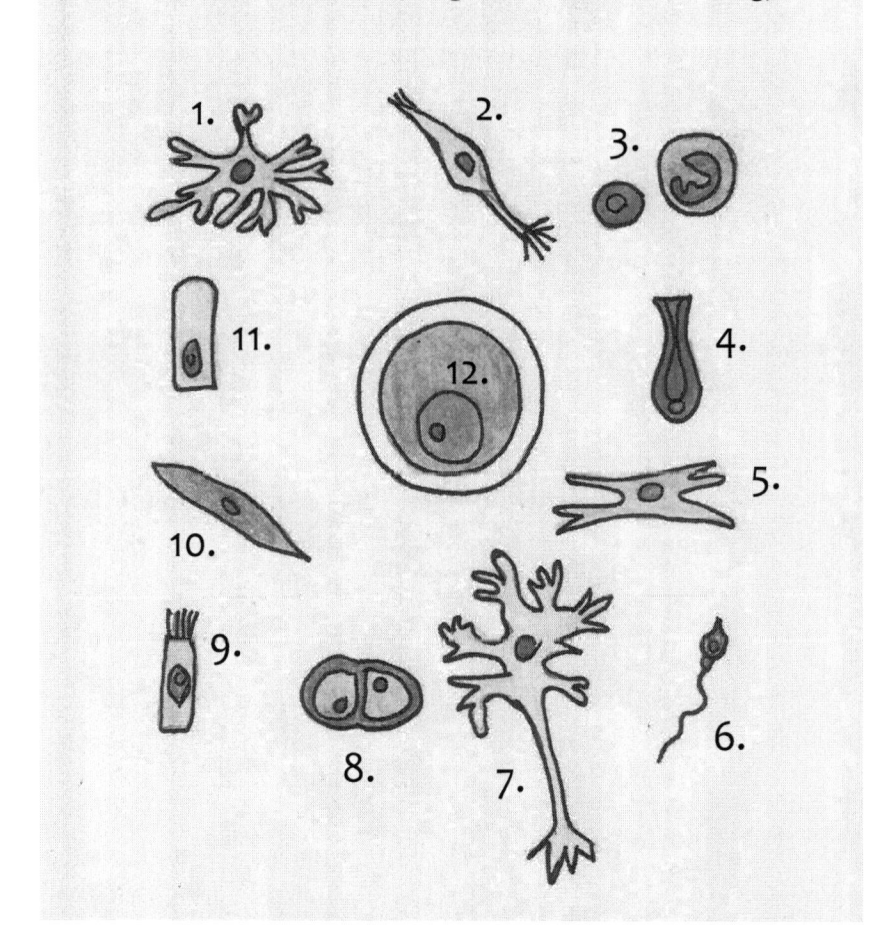

HP Express ® – effektive Vorbereitung für Prüfung & Praxis

Übung zu (2.3) Differenzierung von Zellen:

Benenne die 12 Zellen und vergleiche dann mit der Lösung!

1) ....
2) ....
3) ....
4) ....
5) ....
6) ....
7) ....
8) ....
9) ....
10) ....
11) ....
12) ....

Kleiner Exkurs zum Thema Stammzellen und der Stammzelltherapie

Stammzellen sind **unbegrenzt teilungsfähige, undifferenzierte Zellen mit noch nicht festgelegter Entwicklung.** Sie können zu einem vollständigen Lebewesen heranreifen. **Pluripotente („vielkönnende") Stammzellen** können sich zu allen Zelltypen eines Organismus entwickeln, aber nicht mehr zu einem eigenständigen Organismus.

Bei manchen Erkrankungen sind Stammzellen (eigene oder fremde) die einzige Heilungsmöglichkeit, bei anderen sind andere Therapieformen wesentlich besser geeignet. Ethisch sehr umstritten ist die Verwendung **embryonaler Stammzellen** und die Arbeit damit ist in Deutschland durch das **Embryonenschutzgesetz**[5] (ESchG) geregelt (nur in sehr engen Grenzen erlaubt und das therapeutische Klonen[6] ist verboten).

---

[5] http://www.gesetze-im-internet.de/eschg/
[6] durch künstlich herbeigeführte ungeschlechtliche Vermehrung genetisch identische Kopien von Lebewesen herstellen

HP Express ® – effektive Vorbereitung für Prüfung & Praxis

(2.4) Was hat die Zelle mit der Kirsche gemeinsam?

- beide haben einen **Kern** ☺
- **Zellkern** und **Kirschkern** ☺

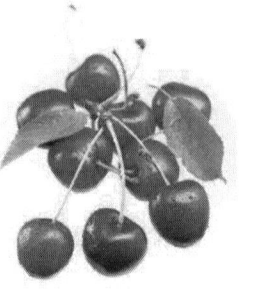

(2.5) Beschreibe den Weg von der Zelle zum Organismus!

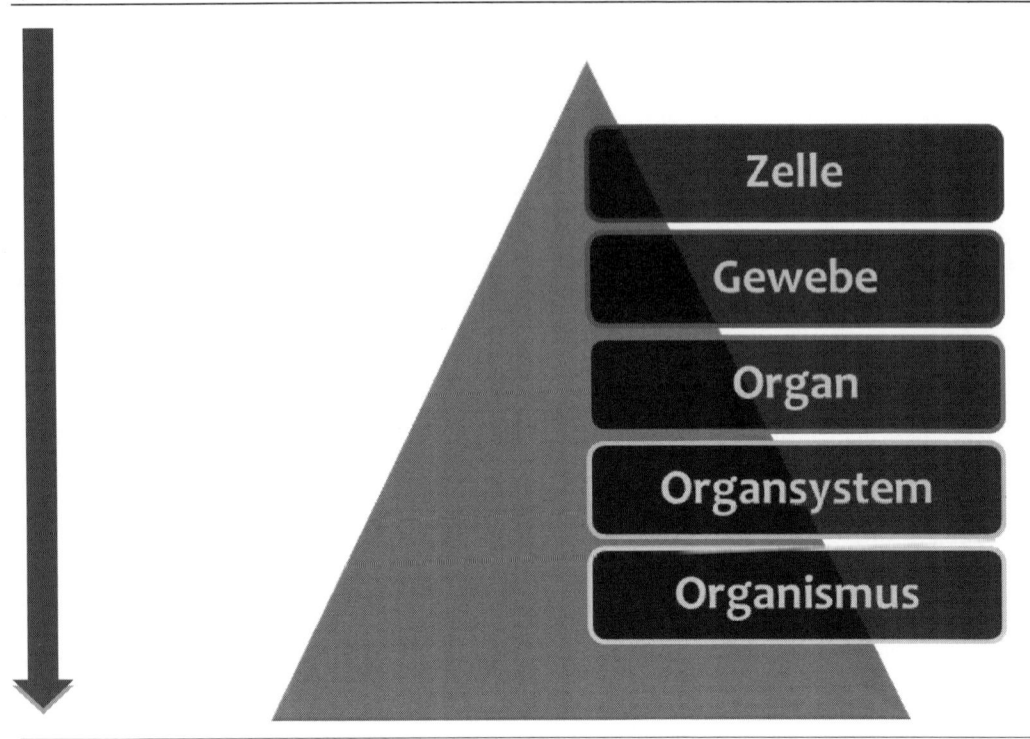

- Zelle
- Gewebe
- Organ
- Organsystem
- Organismus

Der Mensch besitzt:

Mehr als 75 Billionen (!) Zellen
Vier Gewebearten
Mehr als 30 verschiedene Organe
Zehn Organsysteme
Die menschliche Psyche
Nur einen Organismus

HP Express ® – effektive Vorbereitung für Prüfung & Praxis

(2.6) Übung vom Atom zum Organismus …

⇨ Bringe die Wörter in die richtige Reihenfolge!

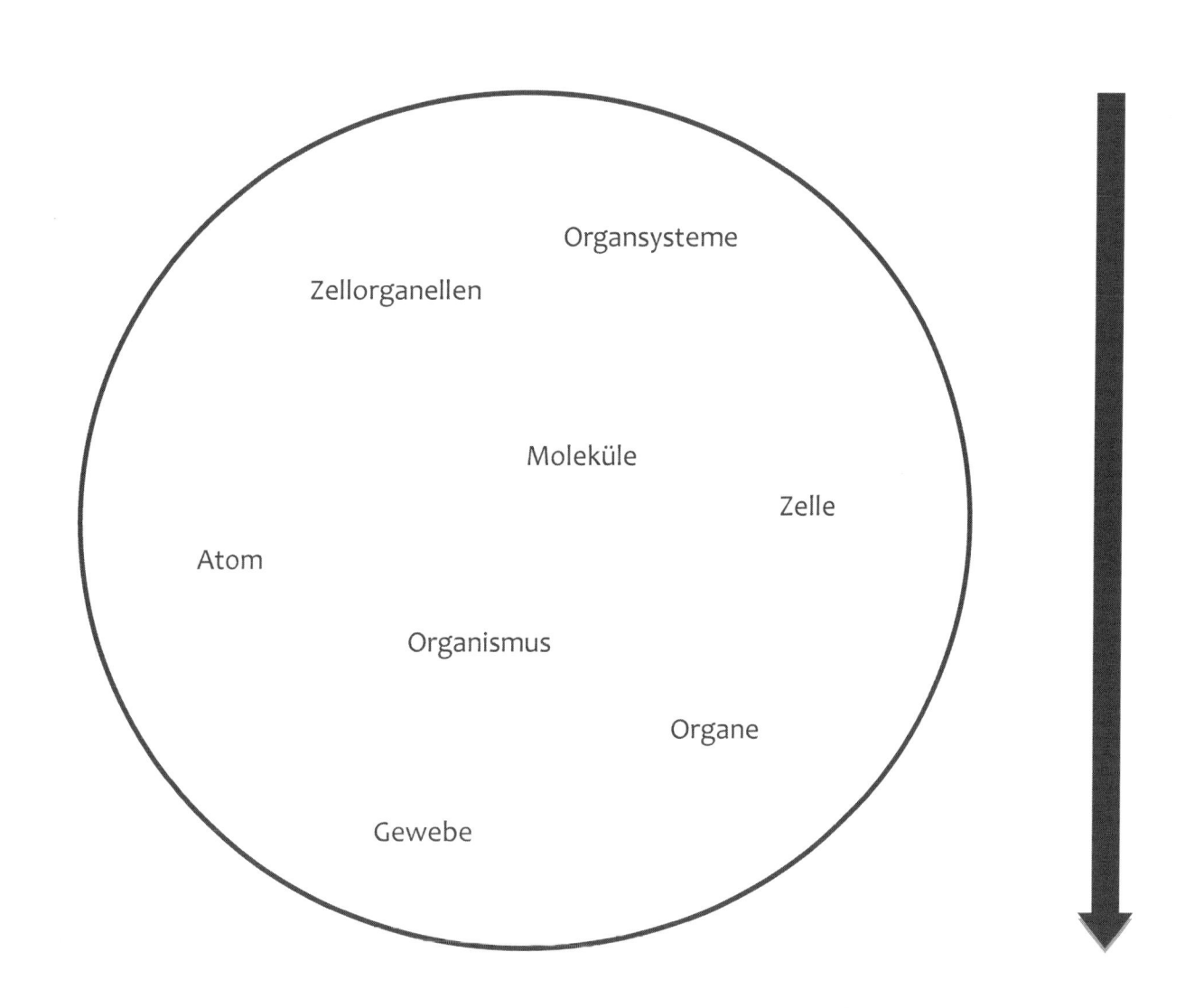

Begriffe im Kreis: Organsysteme, Zellorganellen, Moleküle, Zelle, Atom, Organismus, Organe, Gewebe

Reihenfolge:

1) ....
2) ....
3) ....
4) ....
5) ....
6) ....
7) ....
8) ....

Die Lösung findest Du auf der kommenden Seite! ☺

HP Express ® – effektive Vorbereitung für Prüfung & Praxis

(2.7) Übung vom Atom zum Organismus ...

⇨ Auflösung zu 2.5:

Reihenfolge:

1. Atom
2. Molekül
3. Zellorganellen
4. Zelle
5. Gewebe
6. Organe
7. Organsysteme
8. Organismus

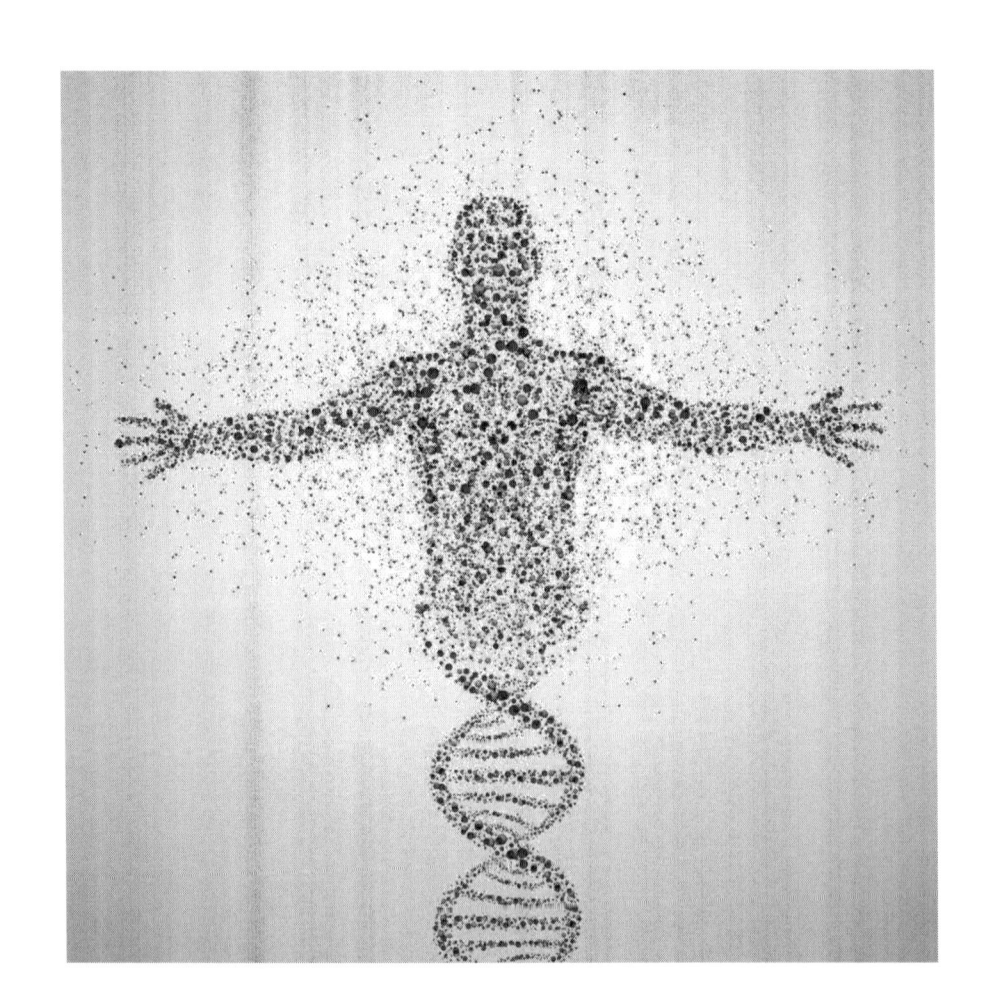

Atom = kleinste Einheit eines chemischen Elements, die noch die für das Element charakteristischen Eigenschaften besitzt

Molekül = kleinste, aus verschiedenen Atomen bestehende Einheit einer chemischen Verbindung, die noch die charakteristischen Merkmale dieser Verbindung aufweist

HP Express ® – effektive Vorbereitung für Prüfung & Praxis

(2.8) Nenne die zehn verschiedenen Organsysteme!

(1) Haut
(2) Bewegungsapparat
(3) Nervensystem
(4) Hormonsystem
(5) Immunsystem
(6) Atmungssystem
(7) Herz-Kreislaufsystem
(8) Verdauungssystem
(9) Harnsystem
(10) Fortpflanzung
⇨ (Psyche)

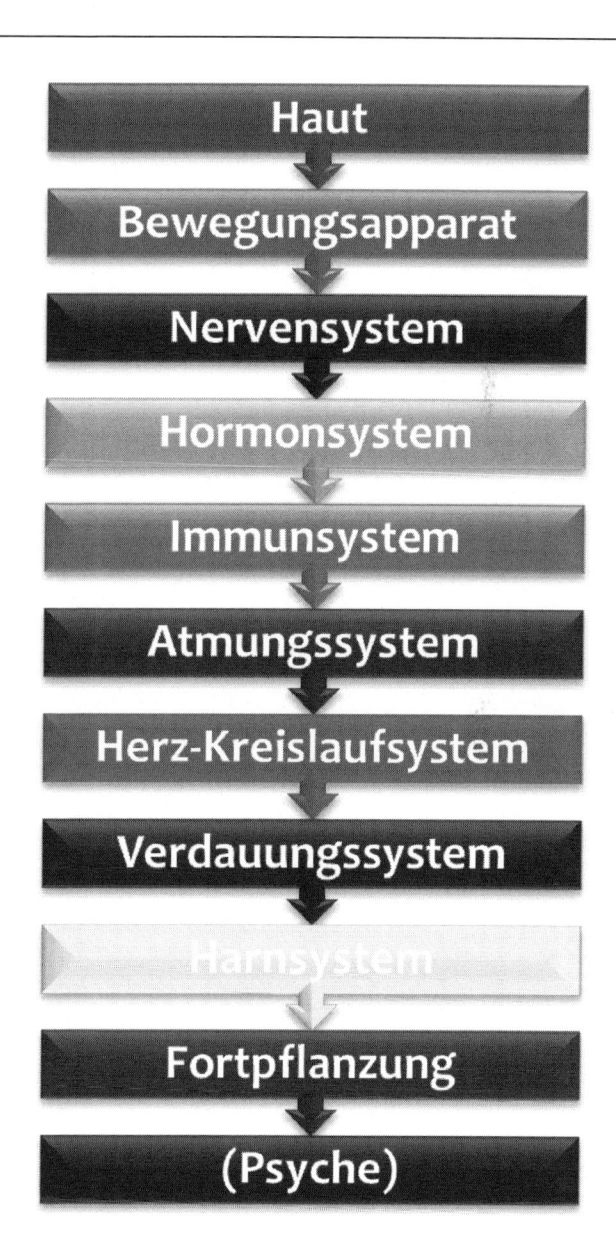

HP Express ® – effektive Vorbereitung für Prüfung & Praxis

(2.9) Übung zu den Organsystemen ...

⇨ Nenne die zehn verschiedenen Organsysteme:

Organsysteme:

(1) ....

(2) ....

(3) ....

(4) ....

(5) ....

(6) ....

(7) ....

(8) ....

(9) ....

(10) ....

Die Lösung findest Du auf der rechten Seite!

Bitte nicht spicken ☺!

Organsysteme (Lösung):

1. Haut
2. Bewegungsapparat
3. Nervensystem
4. Hormonsystem
5. Immunsystem
6. Atmungssystem
7. Herz-Kreislaufsystem
8. Verdauungssystem
9. Harnsystem
10. Fortpflanzung

Na, konntest Du Dir schon alle Organsysteme merken? Bitte probiere in den kommenden Tagen, Dir diese einmal auswendig aufzusagen bzw. aufzuschreiben ☺!

(2.10) Wie werden die Zellen mit Nährstoffen versorgt?

- ✓ Die organische Zwischenzellflüssigkeit stammt aus dem Blut.
- ✓ Die Nährstoffe treten aus den **Blutkapillaren** aus.
- ✓ Sie gelangen in den Zwischenzellraum **(Interzellularraum)**, der mit **Zwischenzellflüssigkeit** (Interzellularflüssigkeit) gefüllt ist.
- ✓ Die Nährstoffe wandern zu den **Zellen** und versorgen diese.
- ✓ Die Zelle gibt ihre **Abbaustoffe** an die **Zwischenzellflüssigkeit** ab.
- ✓ Die **Abbaustoffe** werden über die **Blutkapillaren** abtransportiert.

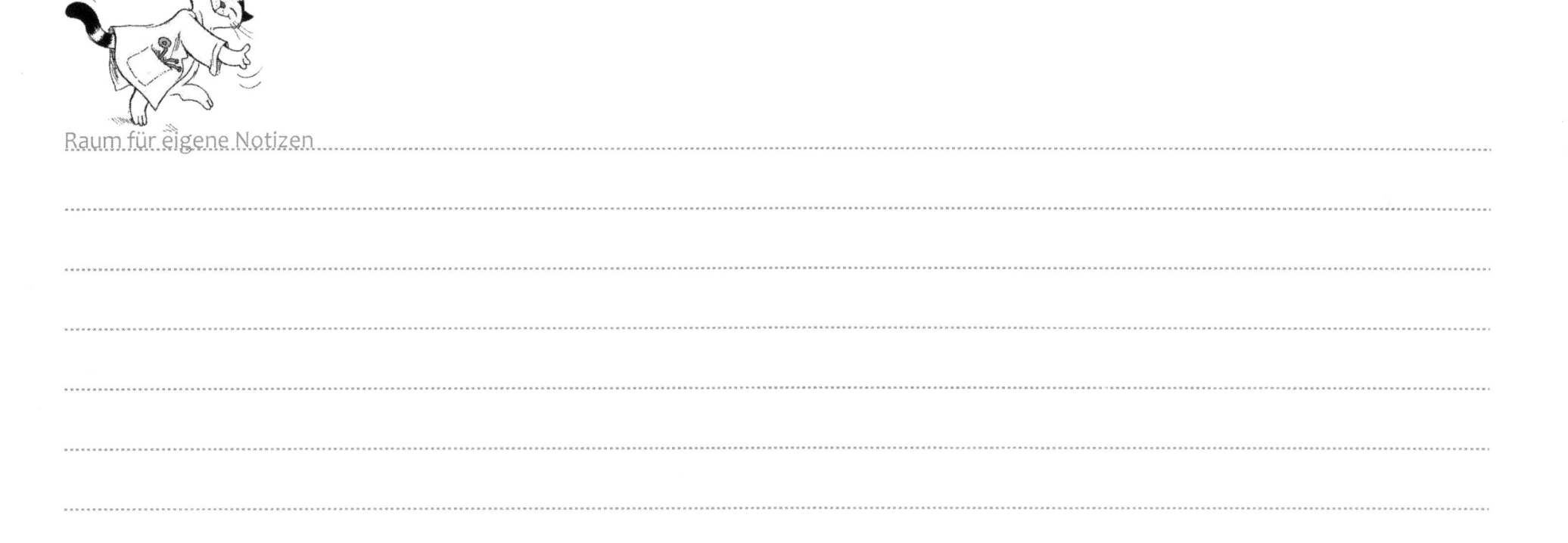

Raum für eigene Notizen

HP Express ® – effektive Vorbereitung für Prüfung & Praxis

Kapitel 3) Anatomie – Lehre vom Aufbau der Organismen

„Der Heilpraktiker muss **Kenntnisse von der Lage der inneren Organe und deren Funktion, von dem Aufbau des Bewegungsapparates und der Funktion seiner Bestandteile** sowie **vom Aufbau und der Funktion des zentralen und peripheren Nervensystems** haben. Ohne diese Kenntnisse ist eine hinreichende **Diagnostik und Behandlung der Menschen** nicht möglich und somit der Weg zu Schaden stiftenden Entscheidungen und Verhaltensweisen eröffnet." (Husum, Gegenstandskatalog des Gesundheitsamtes Husum)

Das **Thema Zelle** ist wichtig für das **Grundverständnis vom Körper** und ebnet den Weg für die späteren **Lehrhefte mit den Organsystemen und pathologischen Veränderungen**. Nimm es sportlich und die **Anatomie** gehört einfach dazu. Je besser Du die **Anatomie und Physiologie** verstanden hast, umso einfacher wird es nach hinten raus mit der **Pathologie**[7] **und Differentialdiagnose**[8], versprochen ☺ !

(3.1) Wie ist die Zelle (lat. cella) grob aufgebaut?

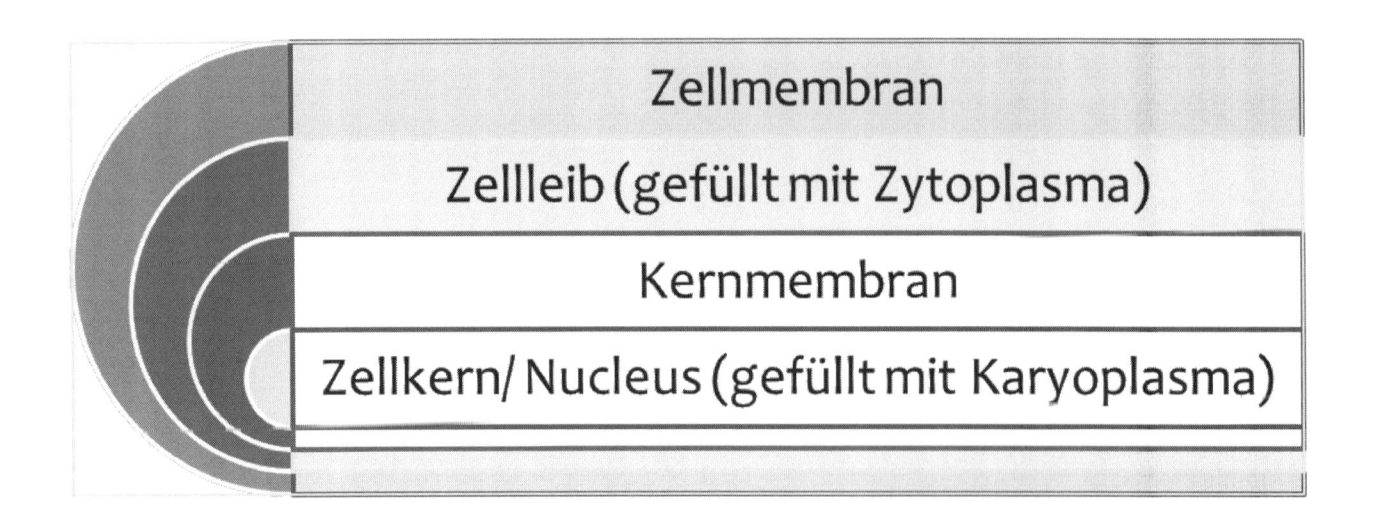

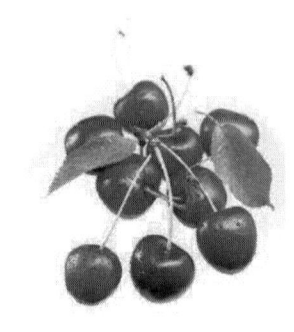

Zellmembran
Zellleib (gefüllt mit Zytoplasma)
Kernmembran
Zellkern/ Nucleus (gefüllt mit Karyoplasma)

---

[7] Lehre von den Krankheiten, besonders von ihrer Entstehung und den durch sie hervorgerufenen organisch-anatomischen Veränderungen
[8] Krankheitsbestimmung durch unterscheidende, abgrenzende Gegenüberstellung mehrerer Krankheitsbilder mit ähnlichen Symptomen

(3.2) Basics zur Zelle (lat. cella)

⇨ Die Zelle ist die **kleinste Einheit des Lebendigen**.

⇨ Die Zelle ist **Grundbaustein des menschlichen Körpers, aller Tiere und Pflanzen**.

- Es gibt **Einzeller (Protozoen)** und **Vielzeller (Metazoen)**.
- Jede Zelle übernimmt im Körper **eine ganz bestimmte Aufgabe**.
- Die („echte") Zelle hat einen **Zellkern** (Nucleus) und einen **Zellleib** (Zytoplasma).

(3.3) Grobaufbau der Zelle

⇨ Hier siehst Du eine Zelle (stark vereinfacht) dargestellt:

1. = Zellkern (Nukleus)

2. = Zellmembran (Zytomembran)

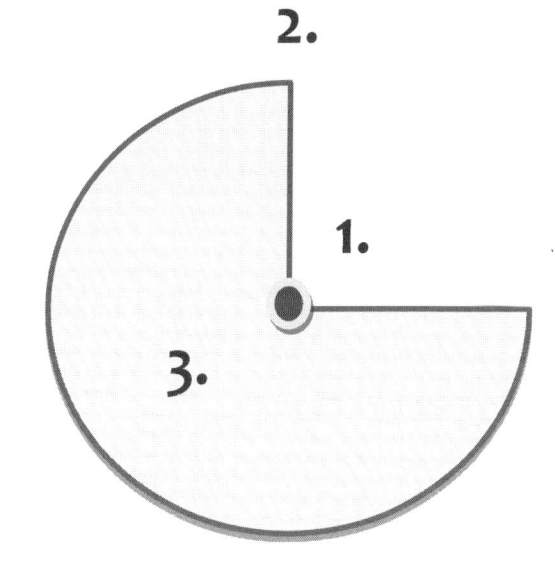

3. = Zellleib (Zytoplasma)

Hinweis: Schau Dir die Zeichnung genau an, denn auf der kommenden Seite darfst Du selber ran ☺!

HP Express ® – effektive Vorbereitung für Prüfung & Praxis

(3.4) Übung zur Zelle

⇨ Bitte beschrifte die abgebildete Zelle!

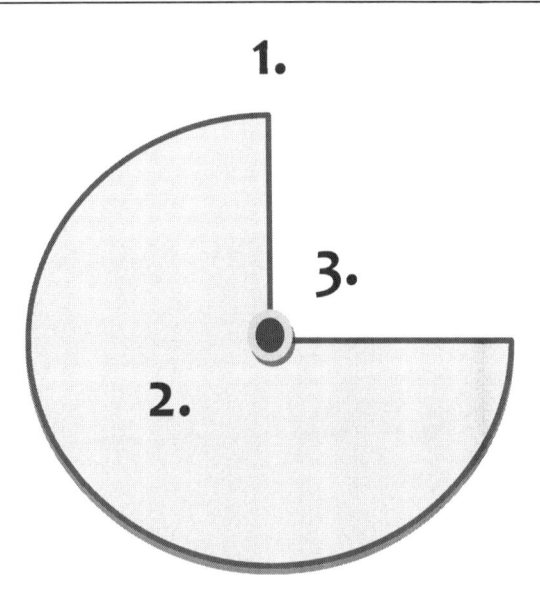

1.= _____
   (_____)

2. = _____
   (_____)

3. = _____
   (_____)

Hinweis: Vergleiche nun mit der hier folgenden Lösung! Bitte achte auch genau darauf, welche Nummer hier was darstellt! ☺

1. = Zellmembran
(Zytomembran)

2. = Zellleib
(Zytoplasma)

3. = Zellkern
(Nukleus)

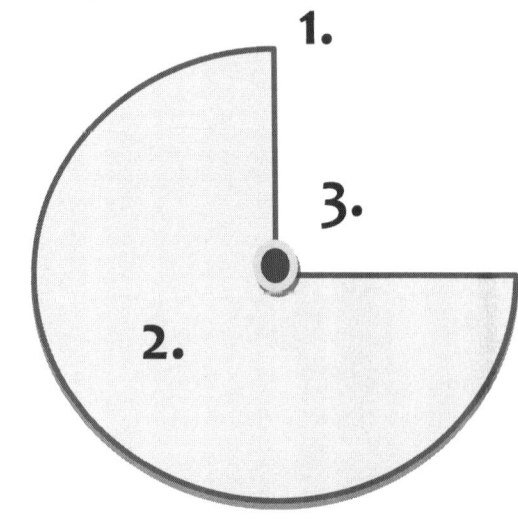

Die Zellmembran, das Zytoplasma und das Zellskelett

Zellen sind von einer hauchdünnen **Zellmembran** (Zytoplasmamembran, Plasmalemm) umschlossen, die der Zelle eine flexible Hülle gibt und das Zellinnere (den Intrazellulärraum) vom äußeren Milieu (Extrazellulärraum) trennt und schützt. Sie ist aus einer Doppelschicht fettähnlicher Substanzen **(Lipid-Doppelschicht)** aufgebaut. Diese besteht v.a. aus den Phospholipiden[9] und den Glykolipiden und dazwischen eingelagert befindet sich Cholesterin.

Die Zellmembran ist **semipermeabel,** d.h. „halbdurchlässig bzw. teilweise durchlässig" für bestimmte Stoffe und Moleküle. Sie kontrolliert v.a. den Durchtritt von Stoffen in die und aus der Zelle **(selektive Permeabilität)**, ähnlich wie eine Tür beim Haus. ☺

Die Zelle nimmt Stoffe aus dem Interzellularraum **durch aktive und passive Prozesse** auf. Beim **aktiven Transport** wird Stoffwechselenergie eingesetzt, um Stoffe (oft gegen ein Konzentrationsgefälle) zu transportieren. **Passive Transportprozesse** sind **Filtration, Diffusion und Osmose.** Bei der **Endozytose**[10] und **Phagozytose**[11] werden größere Stoff- und Flüssigkeitsmengen bzw. Partikel ins Zellinnere aufgenommen.

Stoffe können die Zellmembran auf unterschiedliche Art und Weise passieren. Es gibt einmal die Möglichkeit über die **Membrankanäle** (die sich öffnen und schließen) und gewisse **Membrantransporter, die Carrier**[12] (Trägermoleküle), die Stoffe in die Zelle hinein- bzw. hinaustransportieren können. Der Carrier verbindet sich dabei mit dem Stoff wie ein Schlüssel, der in ein Schloss passt **(„Schlüssel-Schloss-Prinzip")**.

Wie gut ein Stoff die Zellmembran passieren kann hängt z.B. von der **Fettlöslichkeit** (je besser eine Substanz lipophil, d.h. fettlöslich ist, desto leichter kann sie die Zellmembran überwinden, z.B. sind Steroidhormone gut fettlöslich). Außerdem hat es auch etwas mit der **Molekülgröße** zu tun (sehr kleine Moleküle, wie z.B. Kohlendioxid, Sauerstoff, Wasser können die Zellmembran ungehindert überwinden, große Moleküle[13] wie z.B. Proteine nicht).

Innerhalb der Zellmembran befindet sich das **Zytoplasma** (Grundsubstanz der Zelle). Es enthält die Zellorganellen (kleine „Zellorgane", die etwa 50% des gesamten Zellvolumens einnehmen) sowie das **Zytosol**[14] (Grundlösung aus Wasser und Elektrolyten, verbleibender Rest). Die Stabilität des Zytoplasmas wird durch bestimmte Proteine erreicht. Diese inneren, stabilisierenden Strukturen nennt man das **Zellskelett** (Zytoskelett).

---

[9] *Ein Phospholipid besteht aus einem hydrophilen (wasseranziehenden) Kopf und zwei hydrophoben (wasserabweisenden) Schwänzen. In der Zellmembran sind die Schwänze nach innen und die Köpfe nach außen gerichtet.*
[10] *Aufnahme von Molekülen und Partikeln in die Zelle*
[11] *durch Phagozyten (sog. „Fresszellen") bewirkte Auflösung und Unschädlichmachung von Fremdstoffen im Organismus*
[12] *englisch carrier, zu: to carry = tragen, befördern*
[13] *Molekül = kleinste, aus verschiedenen Atomen bestehende Einheit einer chemischen Verbindung, die noch die charakteristischen Merkmale dieser Verbindung aufweist*
[14] *Gelatineartige Masse aus 70-95% Wasser und Molekülen, die die Zelle benötigt (v.a. Proteine, Fette, Elektrolyte und Kohlenhydrate)*

HP Express ® – effektive Vorbereitung für Prüfung & Praxis

(3.5) Übungsfrage - Wie ist die Zellmembran aufgebaut? *(bitte schreibe Deine Antwort in die Klammern!)*

- aus einer Doppelschicht von Fetten   (..............................)
- Trägermoleküle transportieren Stoffe hinein bzw. hinaus.   (..............................)
- Der Carrier kann sich mit dem Stoff verbinden.   (..............................)

Auflösung zu (3.5) Wie ist die Zellmembran aufgebaut?

- aus einer Doppelschicht von Fetten **(Lipid-Doppelschicht)**
- Trägermoleküle **(Carrier = Träger)** transportieren Stoffe hinein bzw. hinaus.
- Der Carrier kann sich mit dem Stoff verbinden **(„Schlüssel-Schloss-Prinzip")**.

Exkurs: Feinbau der Zellmembran

- Ein Lipidmolekül der Lipid-Doppelschicht der Zellmembran besteht aus jeweils einem Wasser anziehenden **(hydrophilen) Kopf** und zwei Wasser abweisenden **(hydrophoben) Schwänzen**. In der Zellmembran stehen sich nun jeweils zwei Lipidmoleküle gegenüber, wobei die Schwänze jeweils nach innen und die Köpfe nach außen gerichtet sind.

(3.6) Welche Arten des Stofftransportes kennst Du?

- **Aktiv** ⇨ mit Energieaufwand (Energiezufuhr wird benötigt)
- **Passiv** ⇨ ohne Energieaufwand (der Transport durch die Membran verbraucht keine Energie)
  a) **Filtration**[15]: bei der Filtration können Feststoffe aus einer Suspension von einer Flüssigkeit abgetrennt werden. (z.B. in der Kaffeemaschine)
  b) **Diffusion**[16]: vollständige Durchmischung zweier oder mehrerer Stoffe durch die gleichmäßige Verteilung der beteiligten Teilchen. (z.B. Tinte in Wasser oder Zucker in Tee geben)
  c) **Osmose**[17]: Diffusion durch eine semipermeable (halbdurchlässige) Membran (z.B. beim Salatdressing ☺)

---

[15] *Filtrat = durch Filtration geklärte, gereinigte Flüssigkeit*
[16] *Verschmelzung, gegenseitige Durchdringung (lateinisch diffusio = das Auseinanderfließen)*

(3.7) Die Zellmembran

1. Hydrophiler (Wasser anziehender) Kopf
2. Hydrophober (Wasser meidender) Schwanz
3. Glykoprotein
4. Mikrotubuli
5. Kanalprotein
6. Glykokalyx (Plural: Glykokalices)

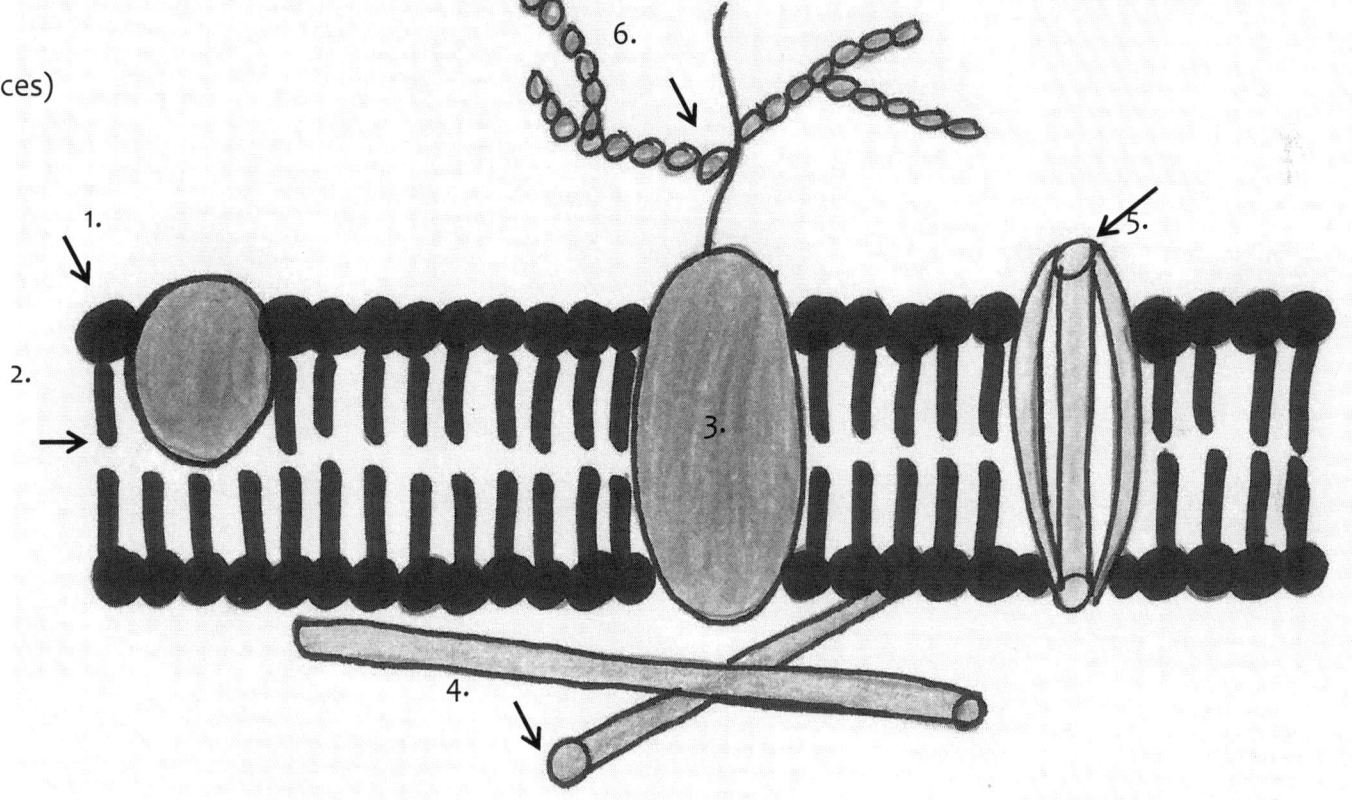

---

[17] das Hindurchdringen eines Lösungsmittels (z. B. Wasser) durch eine durchlässige, feinporige Scheidewand in eine gleichartige, aber stärker konzentrierte Lösung (zu griechisch ósmós = Stoß, Schub)

(3.8) Was ist der Zellkern (Nukleus) und wie ist er aufgebaut?

- Der **Zellkern** (Nukleus) ist die größte Struktur in der Zelle, **Kommandozentrale des Zellstoffwechsels und der Speicherort der Erbinformation** auf den Chromosomen. Er enthält die **genetische Information** (den „Bauplan der Zelle") in Form der 46 **Chromosomen**

- **Der Aufbau des Zellkerns:**
    - **Chromosomen (Erbkörperchen) mit DNS** bzw. Träger der Erbinformation/ Chromatin (Arbeitsform der Chromosomen)
    - **Kernkörperchen** (Nukleolus, Nukleoli): Bildung und Speicherung der RNS (Ribonukleinsäure)
    - **Kernsaft** (Karyoplasma, Karyolymphe): eiweißhaltige Flüssigkeit, die den Kern ausfüllt

(3.9) Was ist die Aufgabe der Zellmembran?

- Sie ist wichtig für das Bestehen und die Funktion der Zellen. Die Zellmembran **regelt den Durchtritt von Stoffen** und bestimmt damit, welche Stoffe in die Zelle hinein und welche sie verlassen dürfen **(Semipermeabilität bzw. selektive Permeabilität).**
- **Transportfunktion/Stoffaustausch** - Ohne sie wäre ein Leben nicht möglich!
- **Schutzfunktion** - Sie schützt die Zelle gegen die Umwelt, z.B. durch die Membranrezeptoren.
- **Aufbau eines Membranpotentials**[18]

(3.10) Was meint man damit, wenn man sagt: „Die Zelle betreibt ein „Import-Export-Geschäft"?

- Es besteht ein reger Austausch von Stoffen mit der Umwelt.
- Es erfolgt die Abgabe von nicht mehr verwertbaren Stoffwechselendprodukten an Umwelt.
- Außerdem erfolgt die Abgabe von zellulären Produkten für den Export (z.B. Eiweiße, Hormone).

(3.11) Transporte durch die Zellmembran…

⇨ Transporte durch die Zellmembran ermöglichen es der Zelle, Nahrung aufzunehmen, Stoffwechselendprodukte auszuscheiden und ihr Inneres zu regulieren.

---

[18] *elektrische Potentialdifferenz (Spannung), die zwischen der Außen- und Innenseite einer Zellmembran besteht und durch die unterschiedliche Ladung auf beiden Seiten der Membranen zustande kommt*

(3.12) Was hat die Zellmembran für Besonderheiten?

- **Membranpotential:** Grundlage der Abgrenzung der Zelle nach außen, aber auch Grundlage der Erregungsbildung und Erregungsleitung
- **Membranproteine:** in die Lipidschicht eingelagerte oder aufgelagerte Proteine, die verschiedene Aufgaben haben
- **Membranrezeptoren:** an der Oberfläche der Zellmembran befinden sich Rezeptoren[19]
- **Glykokalyx[20]:** An der Zellmembran hängen oft Zuckermoleküle, die die Zelle schützen (wie ein schützender Mantel) und die Möglichkeit haben, körpereigene und körperfremde Zellen zu erkennen. Die Glykokalices (Plural) **verleihen den Zellen Antigen- und Blutgruppeneigenschaften** und sind somit für **Immunreaktionen** sehr wichtig (z.B. bei der Transplantatabstoßung).

(3.13) Welche unterschiedlichen Zellkontakte (Verbindungen, über die die Zellen in Kontakt stehen) gibt es?

1. **Adhäsionskontakte** (Haftverbindungen, Ankerverbindungen) z.B. durch die **Desmosom[21]en:**
   - spezialisierte Zonen innerhalb der Membranen
   - weit verbreitet, können an allen Zelloberflächen auftreten, die in Kontakt mit anderen Strukturen stehen
   - bilden sich, wenn Zellen sich berühren
   - Aufgabe: Zellen miteinander verbinden und mechanische Stabilität verleihen

2. **Tight junctions** (undurchlässige Verbindungen):
   - Zellkontakte, die den Interzellularraum gegen innere oder äußere Oberflächen abdichten (wie eine „Strumpfhose")
   - verschließen den Interzellulärspalt völlig und verhindern ein unkontrolliertes Durchkommen von Stoffen
   - v.a. bei Epithelzellen vorkommend

3. **Gap junctions** (kommunizierende Verbindungen):
   - Zellkontakte, die die Erregungsleitung von einer Zelle auf die nächste erleichtern („Kommunikationskontakte")
   - erlauben den Austausch von Ionen und kleinen Molekülen (z.B. bei den Synapsen des Nervengewebes)

---

[19] *lateinisch receptor = Aufnehmer*
[20] *die Gesamtheit aller Zuckermoleküle, die an Oberflächenproteine und -phospholipide in der äußeren Seite der Zellmembran gekoppelt sind. Der Name leitet sich von glykos (griechisch = Zucker) und kalyx (gr. = Mantel) ab*
[21] *Knötchen-/fleckförmiges Gebilde in der Zellmembran, das zur benachbarten Zelle eine Verbindung herstellt*

HP Express ® – effektive Vorbereitung für Prüfung & Praxis

(3.14) Woraus besteht die Zelle?

- **Zellmembran** (Zytomembran, Plasmalemma)
- **Zellplasma** (Zytoplasma)
- **Zellkern** (Nukleus)
- **Kernmembran**[22] (Nuklearmembran, Nukleolemma)
- **Kernplasma** (Nukleoplasma, Karyoplasma) und **Erbinformationen** (Chromosomen[23])
- **Zellorganellen** (kleine Organe der Zelle, je nach Typ der Zelle unterschiedlich)

(3.15) Woraus besteht der Zellkern (Nukleus)?

⇨ **Kommandozentrale der Zelle, Steuerungszentrum des Zellstoffwechsel,** beherbergt die genetische Information in Form von DNA[24]

⇨ **Größte Struktur** innerhalb der Zelle (ca. 10-15% des Zellvolumens)

- **Ausnahme mit vielen Zellkernen:** die Skelettmuskelfasern *(s. Lernskript Bewegungsapparat)*
- **Ausnahmen, die keinen Zellkern besitzen:** Erythrozyten[25] und Thrombozyten[26] *(s. Lernskript Herz-Kreislaufsystem)*
- **Bestandteile des Zellkerns:**
    - **Kernmembran/Kernhülle** (Nuklearmembran, Nukleolemma): geht außen in das endoplasmatische Retikulum (ER) über
    - **Kernporen:** Kanäle in der Kernmembran
    - **Kernplasma** (Karyoplasma/ Nukleoplasma): alle Bestandteile des Kerninnenraums (Kernkörperchen, Nuklear-Sol und Chromatin)
    - **Kernsaft** (Nuklear-Sol, veraltet: Karyolymphe): löslicher Anteil des Karyoplasmas, bestehend aus Proteinen
    - **Kernkörperchen** des Zellkerns (Nucleolus/Nucleoli) ⇨ Bildung der Ribosomen und der RNA
    - **Chromosomen bzw. Chromatin**[27]
    - **Erbsubstanz DNS** (Desoxyribo[se]nukleinsäure, DNA) sowie **RNS** (Ribonukleinsäure, RNA)

---

[22] *Membran, die den Zellkern gegen das ihn umgebende Plasma abgrenzt*
[23] *das Erbgut eines Lebewesens tragendes, fadenförmiges Gebilde*
[24] *Desoxyribonukleinsäure*
[25] *rote Blutkörperchen (zu griechisch erythrós = rot und kýtos = Höhlung, Wölbung)*
[26] *Blutplättchen*
[27] *Arbeitsform der Chromosomen, entspiralisiert, Bestandteil des Zellkerns, der das Erbgut der Zelle enthält*

Die Zellorganellen

Zellorganellen sind sozusagen die **„kleinen Organe bzw. Maschinen"** der Zelle. Es handelt sich um **kleinste Strukturen,** die nur mithilfe des Elektronenmikroskops[28] sichtbar sind. Sie sind **essentielle**[29] **Bestandteile der Zelle,** unterscheiden sich aber je nach Zelltyp und Zellfunktion erheblich!

(3.16) Nenne die Zellorganellen!

- **Zellkern:** enthält die genetische Information in Form von 46 Chromosomen *(Anmerkung: ist im weiteren Sinne auch eine Zellorganelle!)*
- **Endoplasmatisches Retikulum (ER):** ein verzweigtes Kanalsystem (v.a. für die Protein- und Lipidsynthese) mit engem Kontakt zum Golgi-Apparat (Ausscheidungsfunktion)
  - **Raues endoplasmatisches Retikulum (rER):** besitzt Ribosomen auf der Oberfläche, die Proteine in das Hohlraumsystem des rauen ER synthetisieren[30]
  - **Glattes endoplasmatisches Retikulum (gER):** Lipidsynthese und Lipidverteilung innerhalb der Zelle *(und Kalziumspeicher in den Muskelzellen!)*
- **Ribosom/en:** die Zellorganellen für die Proteinbiosynthese und bestehen v.a. aus Ribonukleinsäuren und Protein
- **Golgi-Apparat (Gesamtheit der Diktyosomen):** Ausscheidungsfunktion und Bildung von Lysosomen und Sekreten
- **Lysosom/en (vom Golgi-Apparat gebildet):** Verdauung von Fremdstoffen und zelleigenen Stoffen
- **Mitochondrium/Mitochondrien:** Energieerzeugung (ATP[31]-Synthese) ⇨ „Kraftwerke der Zelle" (Bereitstellung von Energie)
- **Peroxisom/en (veraltet: „microbodies"):** Abbau von Harnsäure, Fett- und Aminosäuren sowie Entgiftung
- **Mikrotubuli:** lange und röhrenförmige Strukturen aus dem Protein Tubulin, Aufbau und Erhaltung der Zellform sowie Transportfunktion
- **Zentriol/en (Zentralkörperchen):** L-förmige Struktur/en in Kernnähe, deren Wand aus Mikrotubuli aufgebaut ist und die eine wichtige Rolle bei der Zellteilung spielen (Teil des Spindelapparates)
- **Zytoskelett:** gibt der Zelle Form und Halt, stabilisierende Strukturen im Zytoplasma

---

[28] *Mikroskop, das anstelle von Licht mit Elektronenstrahlen arbeitet und dadurch eine stärkere Vergrößerung ermöglicht*
[29] *Wesentlich, lebensnotwendig, unerlässlich*
[30] *Synthese = Aufbau einer Substanz aus einfacheren Stoffen*
[31] *Abkürzung – Adenosintriphosphat (wichtigster Energiespeicher und Energieüberträger im Körper)*

HP Express ® – effektive Vorbereitung für Prüfung & Praxis

(3.17) Abbildungen zur Zelle und den Zellorganellen

Zellkern mit Kernporen und endoplasmatischem Retikulum *(links)*, **Mitochondrium** *(Mitte)* und **Golgi-Apparat mit Lysosomen** *(rechts)*

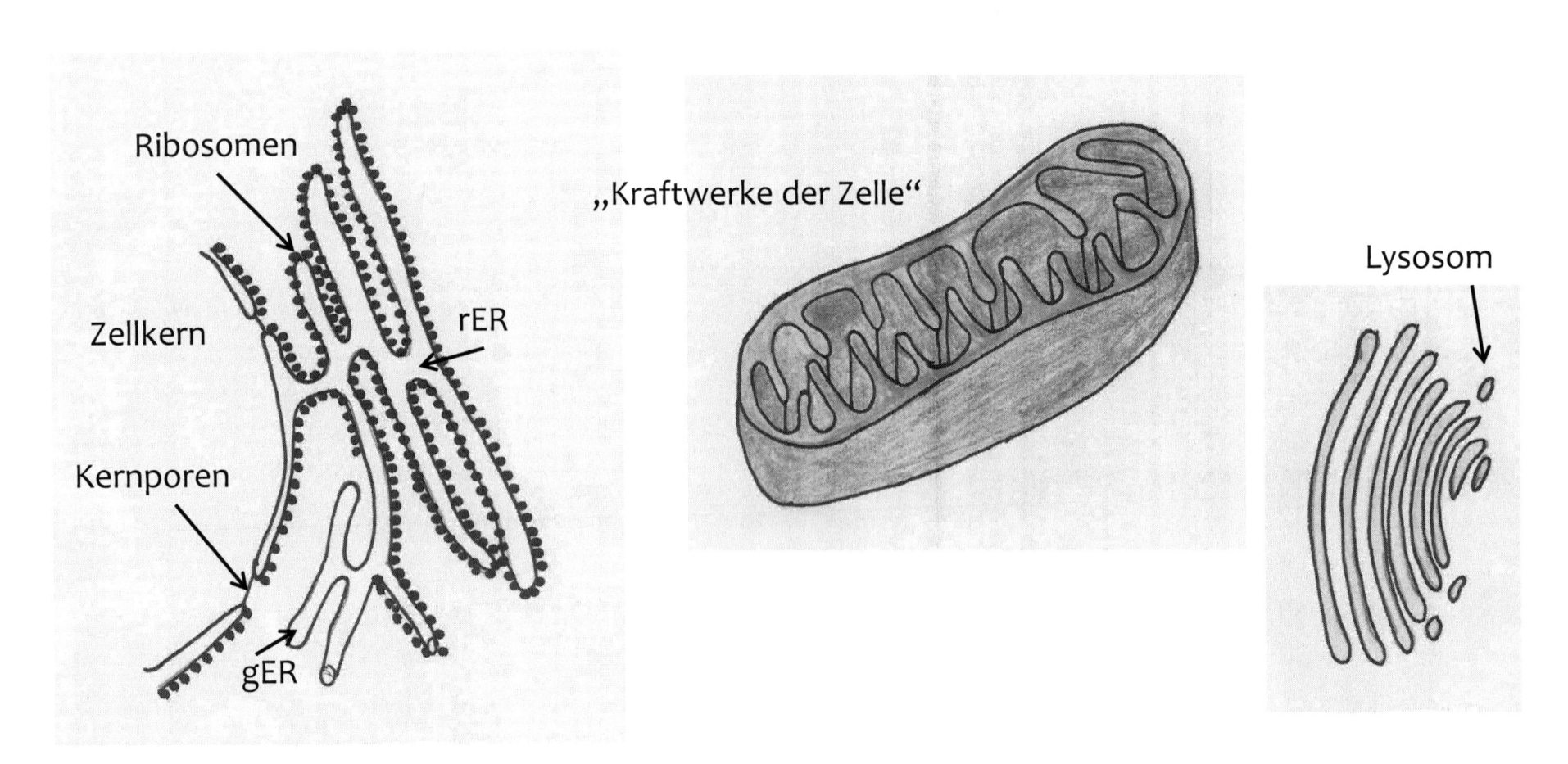

Ribosomen

Zellkern

Kernporen

rER

gER

„Kraftwerke der Zelle"

Lysosom

HP Express ® – effektive Vorbereitung für Prüfung & Praxis

(3.18) Aufbau einer Zelle mit einigen wichtigen Strukturen – Deine Aufgabe: Bitte beschrifte die Zelle rechts, ohne nach links zu schauen! ☺

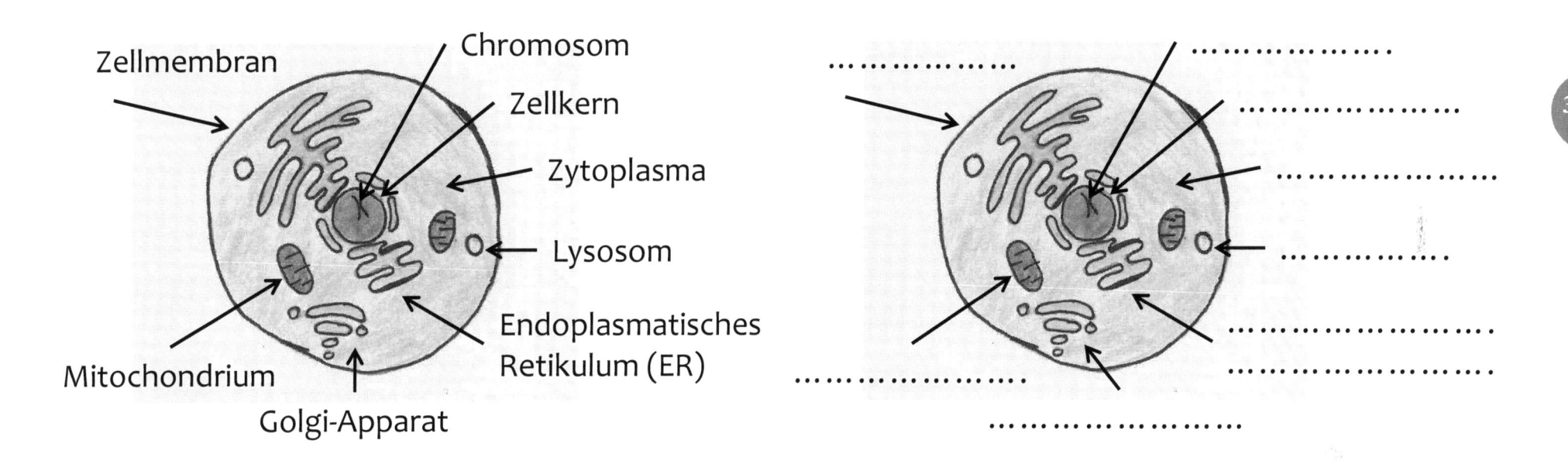

Zellmembran
Chromosom
Zellkern
Zytoplasma
Lysosom
Endoplasmatisches Retikulum (ER)
Mitochondrium
Golgi-Apparat

Exkurs: Chromosomen

Die **menschlichen Körperzellen** besitzen 46 Chromosomen (23 Chromosomenpaare, wobei jeweils 23 Chromosomen von der Mutter und 23 vom Vater stammen). Da jedes Chromosom in doppelter Ausführung vorliegt, spricht man auch vom **diploiden Chromosomensatz**. Ein einfacher Chromosomensatz wird als **haploid** bezeichnet.

Die Chromosomen gleichen sich allerdings nicht völlig, denn nur 22 der 23 Chromosomenpaare bestehen aus identischen Paaren. Diese 22 Paare bezeichnet man als **Autosomen**. Das verbleibende Chromosomenpaar sind die Geschlechtschromosomen (**Gonosomen**). Das Geschlechtschromosomenpaar ist bei Mann und Frau unterschiedlich: Männer haben ein **X**- und ein wesentlich kleineres **Y-Chromosom**, Frauen dagegen zwei **X-Chromosomen**!

(3.19) Was bedeuten folgende Begriffe zu den Chromosomen[32]?

- **Chromosomen** ⇨ Träger der DNA in „Wäscheklammerform" ☺
- **Zentromer** ⇨ Einschnürung der Chromosomen
- **Chromosomensatz** ⇨ Anzahl der Chromosomen
- **Haploider Chromosomensatz** ⇨ einfacher Chromosomensatz (23)
- **Diploider Chromosomensatz** ⇨ doppelter Chromosomensatz (46)
- **Autosomen** ⇨ Chromosomen, die nicht an der Bestimmung des Geschlechts beteiligt sind, 22 Paare
- **Heterosomen** ⇨ Geschlechtschromosomen, 1 Paar
- **X-Chromosom** ⇨ Beim X-Chromosom handelt es sich um ein Geschlechtschromosom (Gonosom). Es liegt beim weiblichen Geschlecht doppelt und beim männlichen Geschlecht einfach in Kombination mit dem Y-Chromosom vor.
- **Y-Chromosom** ⇨ Beim Y-Chromosom handelt es sich um ein Geschlechtschromosom (Gonosom). Es liegt beim männlichen Geschlecht in Kombination mit dem X-Chromosom vor.
- **Chromatid** ⇨ Chromosom besteht aus 2 Chromatiden
- **Chromatin** ⇨ Arbeitsform der Chromosomen, entspiralisiert
- **Zygote** ⇨ befruchtete Eizelle
- **Phänotyp** ⇨ Erscheinungsbild, Ausbildung der Merkmale des Individuums
- **Genotyp** ⇨ genetische Information, Gesamtheit der Gene eines Organismus
- **Dominant** ⇨ beherrschend
- **Rezessiv** ⇨ zurücktretend/nicht in Erscheinung tretend
- **Mendeln-Regeln** ⇨ Regeln der Vererbung (Mendel´sche Gesetze)
- **Reduplikation** ⇨ Verdopplungsvorgang, Vervielfältigung der DNA

---

[32] *Chromosomen: bestehen aus riesigen DNA-Fäden, die mithilfe spezialisierter Proteine (Histone) in eine kompaktere Struktur verpackt werden*

HP Express ® – effektive Vorbereitung für Prüfung & Praxis

Übung zu 3.19 - Was bedeuten folgende Begriffe zu den Chromosomen[33]?

- Chromosomen ⇨ ....
- Zentromer ⇨ ....
- Chromosomensatz ⇨ ....
- Haploider Chromosomensatz ⇨ ....
- Diploider Chromosomensatz ⇨ ....
- Autosomen ⇨ ....
- Heterosomen ⇨ ....
- X-Chromosom ⇨ ....
....
- Y-Chromosom ⇨ ....
....
- Chromatid ⇨ ....
- Chromatin ⇨ ....
- Zygote ⇨ ....
- Phänotyp ⇨ ....
- Genotyp ⇨ ....
- Dominant ⇨ ....
- Rezessiv ⇨ ....
- Mendeln-Regeln ⇨ ....
- Reduplikation ⇨ ....

---

[33] *Chromosomen: bestehen aus riesigen DNA-Fäden, die mithilfe spezialisierter Proteine (Histone) in eine kompaktere Struktur verpackt werden*

(3.20) Was sind Mutationen?

-> Spontan entstandene, bleibende Veränderungen des Erbgutes, die sowohl Keimzellen als auch Körperzellen betreffen können.

- **Mutationen innerhalb von Körperzellen**
  - verantwortlich für Alterungsprozesse, Bildung von Tumoren
- **Mutationen in Keimzellen**
  - Änderung des Erscheinungsbild bei Nachkommen, Änderung der Reaktionsnorm[34]
  - Tod der sich entwickelnden Frucht oder des Neugeborenen (Letalmutation)
- **Ursachen für Mutationen:**
  - Arzneimittel, Strahlen, Chemikalien

(3.21) Wie werden Mutationen unterschieden?

- **numerische Chromosomenmutationen** (Änderungen in der Zahl der Chromosomen, z.B. Down-Syndrom)
- **strukturelle Chromosomenmutationen** (Abweichungen im Bau der Chromosomen, z.B. „Cri-du-chat-Syndrom"[35])
- **Genmutationen** (Veränderungen des molekularen Aufbaus der DNA, z.B. angeborene Stoffwechselerkrankungen[36])

(3.22) Welche Chromosomenaberrationen (Chromosomenabweichungen) kennst Du?

- **Down-Syndrom** (Trisomie 21), **Klinefelter-Syndrom, (Ullrich-)Turner-Syndrom**

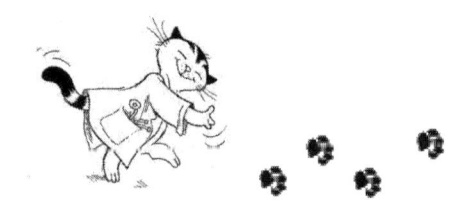

---

[34] die [meist] angeborene Art und Weise, wie ein Organismus auf Reize der Umwelt reagiert
[35] Katzenschrei-Syndrom, bei dem die Säuglinge katzenartige Schreie ausstoßen, weit auseinander liegende Augen haben und geistig behindert sind.
[36] z.B. Phenylketonurie, Albinismus, Sichelzellanämie.

HP Express ® – effektive Vorbereitung für Prüfung & Praxis

Kapitel 4) Physiologie – Lehre von den Lebensvorgängen

"Der Heilpraktiker muss Kenntnisse über die physiologischen Vorgänge im Körper und deren Funktion haben. Er muss wissen, welche Veränderungen sich bei Fehlfunktionen einstellen und erkennbar werden. Ohne diese Kenntnisse ist eine hinreichende Diagnostik und Behandlung der Menschen nicht möglich und somit der Weg zu Schaden stiftenden Entscheidungen und Verhaltensweisen eröffnet."
(Husum, Gegenstandskatalog des Gesundheitsamtes Husum)

Hast Du die Anatomie gelernt und die Physiologie verstanden, ist die Pathologie ein Kinderspiel!

(4.1) Wofür brauchen wir überhaupt Zellteilung?

Für viele Lebensabläufe sind Zellteilungen eine wichtige Voraussetzung, z.B. für:
- **Wachstum, Wundheilung, Zellmauserung, Bildung der Keimzellen**

Die Mitose (Kernteilung)

- Die häufigste Art der Zellteilung ist die **Mitose**. Hierbei teilt sich die **Mutterzelle** in zwei erbgleiche (identische) **Tochterzellen**. Vorher muss jedoch die genetische Information der Mutter verdoppelt werden (**DNA-Replikation**[37]), also erfolgt erst die **Kernteilung** und dann schließt sich die **Zellteilung** an.

Ablauf der Mitose:

1. **Prophase:** Auflösung von Kernkörperchen und Kernhülle und Teilung der beiden Zentriolenpaare, die zu den Zellpolen wandern und Bildung der Mitosespindeln
2. **Metaphase:** Chromosomenanordnung in der Mittelebene (Äquatorialebene) der Zelle
3. **Anaphase:** Trennung der Chromatiden (identische Hälfte eines Chromosoms), die nun in entgegengesetzter Richtung auf die beiden Zellpole zuwandern (jedes Chromatid wird nun als einfaches Chromosom bezeichnet)
4. **Telophase:** Chromatiden an den jeweiligen Zellpolen werden von neuen Kernhüllen umgeben und die Mitosespindeln lösen sich auf

---

[37] Verdopplung aller Chromosomen; aus einem Chromosom entstehen zwei Chromatiden; findet zwischen zwei Mitosen in der Interphase statt.

Die Meiose (Reifeteilung, Reduktionsteilung)

Die **Meiose** (zur Bildung der Keimzellen) verläuft in zwei Teilungen (die Chromosomen werden nicht nur auf zwei Zellen verteilt, sondern auch noch der Chromosomensatz halbiert). Erst nach der Verschmelzung von männlicher und weiblicher Keimzelle ist der Chromosomensatz wieder komplett. Während der Meiose werden die entsprechenden Chromosomen väterlicher und mütterlicher Herkunft zufällig verteilt und teilweise genetisches Material zwischen ihnen ausgetauscht, so dass neue Genkombinationen entstehen.

Fachbegriffe

- **Karyogramm** (Chromosomenkarte): durch bestimmte Färbetechniken kann jedes einzelne Chromosom genau gekennzeichnet werden
- **Rekombination**[38]**svorgänge:** hierbei kommt es zu einer Neuanordnung der Gene auf den Chromosomen und zu einer Durchmischung des Erbguts (sind eine der Hauptursachen für die genetische Einzigartigkeit jedes Individuums)
- **Zelltod**[39] **(Apoptose):** Selbstmordprogramm, das von der Zelle selbst oder ihrer Umgebung (z.B. Hormone) ausgelöst wird (hierbei werden selbstzerstörerische Proteine (z.B. Enzyme) gebildet, der Zellkern schrumpft und die Zelle stirbt)
- **Nekrose**[40]**:** durch Schädigung von außen verursacht

(4.2) Welche zwei Arten der Zellteilung werden unterschieden?

- **Mitose** ((der Zellteilung vorausgehende) Teilung des Zellkerns, häufigste Art der Zellteilung)
- **Meiose** (Reduktionsteilung, bei Zellen die zur geschlechtlichen Vermehrung bestimmt sind)

(4.3) Was ist der wesentliche Unterschied zwischen Mitose und Meiose?

- aus der **Mitose (Kernteilung)** gehen nur **2 identische Zellen mit einem diploiden Chromosomensatz** hervor
- aus der **Meiose (Reifeteilung)** gehen **4 identische Zellen mit einem haploiden Chromosomensatz** hervor

---

[38] Bildung einer neuen Kombination der Gene im Verlauf der Meiose
[39] das Absterben einer Zelle
[40] örtlicher Gewebstod, Absterben von Zellen, Gewebs- oder Organbezirken als pathologische Reaktion auf bestimmte Einwirkungen

(4.4) Was weißt Du zur DNS bzw. DNA

- **Abbildung** ⇨ **Strukturmodell eines DNA-Moleküls**

Die DNS Desoxyribonukleinsäure ist ein langes Kettenmolekül (wie eine „gedrehte Strickleiter") aus vielen Bausteinen, die man Nukleotide nennt. Jedes Nukleotid hat drei Bestandteile: Phosphorsäure bzw. Phosphat, den Zucker Desoxyribose sowie eine Base. Bei der Base kann es sich um Adenin (A) oder Guanin (G), Thymin (T) oder Cytosin (C) handeln.

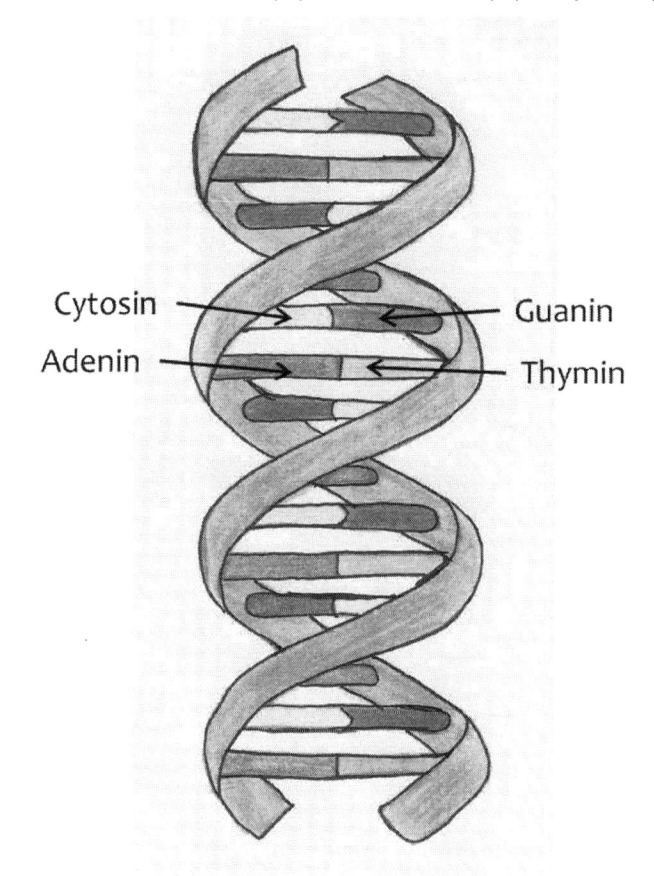

- **Basen:** Adenin (A), Thymin (T), Guanin (G), Cytosin (C)

Merke: In der RNA wird aus Thymin (T) -> Uracil (U)!

(4.5) Wie funktioniert die Proteinbiosynthese?

- ✓ Die Biosynthese ist **durch Gene auf den Chromosomen programmiert** und Eiweiße (Proteine) werden nach den **Anweisungen der Erbsubstanz DNA** aufgebaut. Die **Sequenz** (Reihenfolge) der Basentripletts in den DNA-Molekülen bestimmt die spätere Reihenfolge der Aminosäuren in den Proteinen.

- ✓ Diese genetische Information (von den Chromosomen) wird im Zellkern im Rahmen der **Transkription** übertragen. Bei der Transkription wird von Teilen der DNA eine RNA-Kopie hergestellt. Diese nennt man **messenger-RNA (mRNA)** oder auch „Boten-RNA", da sie aus dem Zellkern zu den Ribosomen ins Zytoplasma wandert und „die Botschaft überbringt" ☺.

- ✓ Diese mRNA wird an den Ribosomen abgelesen und mit Hilfe der **transfer-RNA (tRNA)** im Rahmen der **Translation** neu aufgebaut.

- ✓ Der **Ort der Proteinsynthese** ist das raue Endoplasmatische Retikulum (rER) mit den Ribosomen. An den Ribosomen werden Proteine aus den einzelnen Aminosäuren zusammengesetzt (je nach Information, die von den Genen aus dem Zellkern kommt). Durch die Reihenfolge u. Anzahl der Aminosäuren wird die Funktion der Proteine bestimmt.

- ✓ **Die Proteinbiosynthese ist lebensnotwendig! Es gibt sehr viele Lebensvorgänge und Stoffwechselprozesse. Bei denen, wo Proteine beteiligt sind, merkt man, wie wichtig die Proteinbiosynthese ist. Die Bedeutung wird auch deutlich, wenn sie durch Stoffwechselgifte gehemmt ist:**
    - *Bsp. 1:* Hemmung der Proteinbiosynthese durch Stoffwechselgifte (z.B. Vergiftung mit dem grünen Knollenblätterpilz) -> lebensbedrohlich!
    - *Bsp. 2:* Hemmung der Proteinbiosynthese durch Antibiotika (hemmt die Proteinsynthese der Bakterien und hindert sie dadurch an der Zellteilung und Vermehrung) -> lebensrettend!

(4.6) Folgende Begriffe aus der Genetik solltest Du schon einmal gehört haben ⇨   Bitte trage die Bedeutung rechts ein!

✓ haploider & diploider Chromosomensatz	⇨ ....
✓ Zygote	⇨ ....
✓ Phänotyp & Genotyp	⇨ ....
✓ dominant & rezessiv	⇨ ....
✓ Reduplikation	⇨ ....

Kapitel 5) Anamnese, Untersuchung, Labor

Anamnese
„Der Heilpraktiker muss in der Lage sein, eine vollständige Anamnese zu erheben. Die Anamnese gibt wichtige Hinweise auf ein vorliegendes Krankheitsbild. Ohne anamnestische Daten besteht die erhöhte Gefahr von Fehldiagnosen und somit Fehlentscheidungen, die eine gesundheitliche Gefährdung des Patienten bedeuten können." (Husum, Gegenstandskatalog des Gesundheitsamtes Husum)

Untersuchung
„Der Heilpraktiker muss in der Lage sein, eine allgemeine vollständige körperliche Untersuchung durchzuführen." Wir weisen Sie daher schon von Anfang an auf die **zu lernenden Untersuchungen** hin, geben Hinweise, wo Sie weiterführende Materialien finden und bitte denken Sie daran, in jedem Fall rechtzeitig vor der amtsärztlichen Überprüfung einen **„U-Kurs" (Untersuchung und Injektionen)** bei uns in Bodenwerder (Praxiskurs vor Ort) oder einem Institut in Ihrer Nähe durchzuführen. Dieser ist zwingend notwendig um das erlernte theoretische Wissen in die Praxis umsetzen zu können, dabei fachlich angeleitet und begleitet zu werden und **Sicherheit in der Ganzkörperuntersuchung, der Blutentnahme und den Injektionen** zu erhalten. „Der Heilpraktiker darf Blutentnahmen und Injektionen durchführen. Er muss deshalb über deren fachgerechte Durchführung und die davon ausgehenden Gefahren informiert sein, um seinen Patienten keinen gesundheitlichen Schaden zuzufügen.
Der Heilpraktiker muss Kenntnisse von den Untersuchungstechniken der körperlichen Untersuchung, den möglichen Fehlerquellen und der Bedeutung der dabei erhobenen Befunde haben. Eine unvollständig oder falsch durchgeführte Untersuchung oder falsche Wertung der Befunde führt schnell zu fehlerhaften Beurteilungen mit der Gefahr falscher Entscheidungen zum gesundheitlichen Nachteil bis hin zur Lebensgefährdung des Patienten. In der mündlichen Überprüfung wird von dem Kandidaten erwartet, dass er an einem Probanden die Untersuchungstechniken demonstrieren kann. Der Heilpraktiker muss außerdem medizinische Notfälle erkennen und einordnen können. Er muss in der Lage sein, erste Hilfe zu leisten." (Husum, Gegenstandskatalog des Gesundheitsamtes Husum)

Laborbefunde
„Der Heilpraktiker muss Kenntnisse von den Möglichkeiten und Grenzen und der Bedeutung der einschlägigen Laboruntersuchungen haben. Er muss die Laborbefunde deuten und in Zusammenhang mit den Anamnesedaten, Untersuchungsbefunden und der bekannten Symptomatik bringen können (soweit Laborbefunde in der Überprüfung zu deuten sind, wird der Referenzwert angegeben). Ohne diese Fähigkeit besteht die Gefahr von Fehldiagnosen und Fehlbehandlungen, die am Patienten gesundheitlichen Schaden anrichten können." (Husum, Gegenstandskatalog des Gesundheitsamtes Husum)

Kapitel 6) Leitsymptome

„Es ist vom Heilpraktiker zu erwarten, dass die Bedeutung einschlägiger Begriffe wie z.B. Allgemeinsymptome und Leitsymptome bekannt ist."
(Husum, Gegenstandskatalog des Gesundheitsamtes Husum)

Um in der Praxis eine **sichere Diagnose** stellen zu können müssen wir die **Symptome erkennen und exakt zuordnen können**. Dies ist sicher nicht immer ganz einfach, aber je eher man damit anfängt, desto besser **vernetzt sich der Stoff** und bereitet es **Freude,** fast wie „Sherlock Holmes" **der Erkrankung auf die Spur zu kommen!** Also, packen wir´s an und evtl. magst Du Dir **Karteikarten für die Leitsymptome** erstellen. Dies hilft Dir dann später, wenn es auf die **Heilpraktikerprüfung** zugeht, enorm!

Leitsymptome: Fehlbildung[41] des Neugeborenen

(6.1) Agenesie

- Völliges Fehlen einer Organanlage infolge einer Störung der Embryonalentwicklung (z.B. Nierenagenesie)

(6.2) Aplasie

- Organ ist zwar angelegt, jedoch nicht ausgebildet, es finden sich lediglich Fett- oder Bindegewebsreste

(6.3) Dysplasie

- Fehlentwicklung von Organen oder Geweben mit unzureichender Differenzierung und daher nicht ordnungsgemäßer Funktion

(6.4) Fehlbildungssyndrom (Dysmorphiesyndrom)

- Typische Kombination mehrerer Fehlbildungen (z.B. Down-Syndrom)

---

[41] *Angeborene Anomalie (Abweichung vom Normalen) mit funktioneller oder sozialer Bedeutung durch eine Störung in der pränatalen(vorgeburtlichen) Entwicklung*

Kapitel 7) Übersicht der pathologischen Veränderungen

(7.1) Lehrheft 1 Zelle (lat. cella) bzw. Zelllehre (Zytologie)

Folgende Erkrankungen erwarten Dich in diesem Lehrheft und sind für Dich prüfungsrelevant:
(Anmerkung: im Lehrheft Zelle ist die Anzahl der zu lernenden Erkrankungen noch überschaubar ☺)

- Q90.- Down-Syndrom (Trisomie 21, Chromosomenanomalie)
- Q96.- Turner-Syndrom (Chromosomenanomalie)
- Q98.0 Klinefelter-Syndrom (Anomalie der Gonosomen)

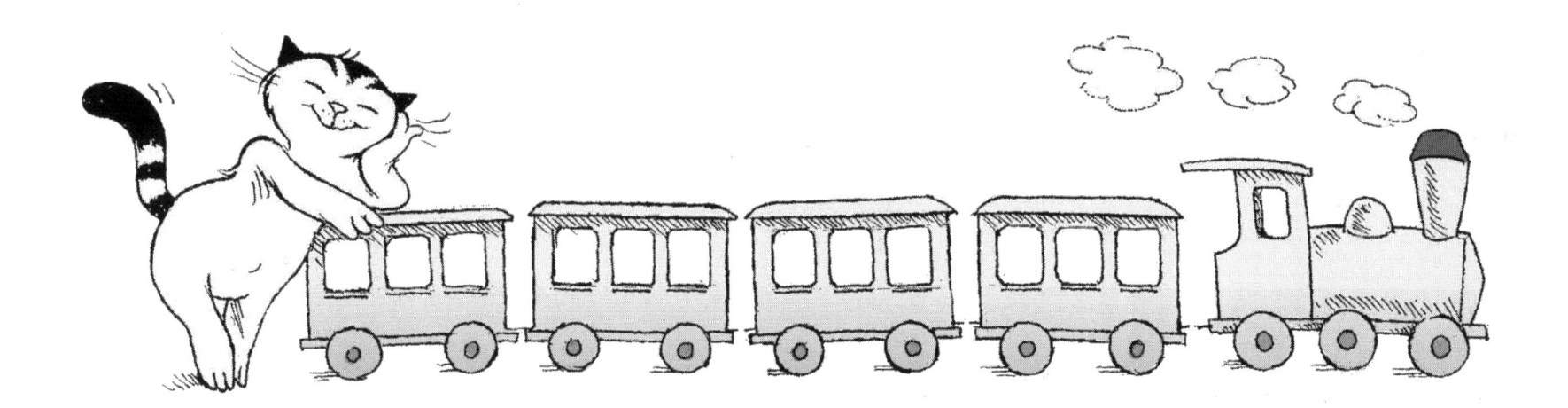

Kapitel 8) Pathologie (Krankheitslehre)

„Der Heilpraktiker muss in der Lage sein, will er keinen Schaden bei der Behandlung seiner Patienten stiften, Erkrankungen, mit denen Menschen in seine Praxis kommen können, zu erkennen. Dazu gehört die Kenntnis der möglichen Symptomatik einer Erkrankung.

Der Heilpraktiker muss, will er seine Patienten richtig beraten und vor einer Verschlimmerung oder dem Auftreten einer Erkrankung bewahren, über die Ursachen, Risiken und Komplikationen der Krankheit Bescheid wissen.

Es werden Kenntnisse über Ursachen, Risikofaktoren, Klinik, diagnostische Methoden, Komplikationen, Verlauf, Prognose und allgemeine therapeutische Möglichkeiten, Behandlungsverbote und Meldepflichten bezüglich der Krankheitsbilder erwartet."

(Husum, Gegenstandskatalog des Gesundheitsamtes Husum)

Pathologische Veränderungen im Lehrheft Zelle (Zytologie) ⇨ genetisch bedingte Syndrome:

(8.1) Q90.- Down-Syndrom

Krankheit: Down-Syndrom — ICD10 –Klassifikation: Q90.-

SYNONYM/E: Trisomie 21, Morbus Langdon-Down, veraltet: „Mongolismus"

DEFINITION: Numerische Chromosomenanomalie mit dreifachem Chromosom 21, einhergehend mit typischer Gesichts- und Extremitäten[42]dysmorphie[43], Fehlbildungen innerer Organe und geistiger Retardierung[44].

PRÄVALENZ: 1 : 650 - 700 Lebendgeborene (häufigste Chromosomenanomalie)

1. **ÄTIOLOGIE (Ursachen):** Meist fehlende Trennung der beiden Chromosomen 21 in der Meiose (Reduktionsteilung) bei der Mutter, sodass eine Keimzelle mit zwei Chromosomen 21 statt nur einem gebildet wird.

2. **RISIKOfaktoren & Zielgruppe:** Die Erkrankungshäufigkeit nimmt mit zunehmendem Alter der Mutter deutlich zu.

---
[42] Gliedmaße (lateinisch extremitates (corporis), eigentlich = die äußersten Enden des Körpers)
[43] Fehlerhafte Gestalt, Fehlbildung
[44] Retardieren = (einen Ablauf) verzögern, aufhalten

3. **SYMPTOME:**
- ⇨ **typisches Aussehen** (meist schon als Neugeborene)
  - o der Schädel kurz mit abgeflachtem Hinterkopf
  - o das Gesicht flach
  - o die Augen stehen weit auseinander (Hypertelorismus)
  - o die Lidachsen verlaufen schräg seitlich nach oben (mongoloide Lidachsenstellung)
  - o die Ohren sind klein, die Zunge ist groß, der Mund steht häufig weit offen
  - o die Hände sind kurz und plump
  - o im Bereich der Zehen fällt ein großer Abstand zwischen der ersten und zweiten Zehe auf
  - o die Muskelanspannung (Muskeltonus) ist vermindert.
- ⇨ **Fehlbildungen der inneren Organe (bei 50% der Kinder)**
  - o v.a. Herzfehler und Darmstenosen oder –verschlüsse
- ⇨ **Immunsystem ist gestört**
  - o erhöhte Infektanfälligkeit und Leukämierate
- ⇨ **geistige Entwicklung ist reduziert** und abstraktes Denken wenig entwickelt

4. **DIAGNOSTIK & Nachweis:** Pränatale Diagnostik, Chromosomenanalyse (bei V.a. Chromosomenanomalie)

Therapie (allgemein): **Kausale[45] Behandlung nicht möglich.** Früh beginnende, individuell angepasste und kontinuierliche Förderung und Begleitung des Kindes bis ins Erwachsenenalter. Vermittlung von Adressen von Selbsthilfegruppen, Elterninitiativen oder genetischen Beratungsstellen.

PROGNOSE: **Abhängig vom Schweregrad der inneren Fehlbildungen und der Immunschwäche** (ca. 40% der Betroffenen erreichen das 40. Lebensjahr!).
Kinder mit Down-Syndrom werden zwar ihr ganzes Leben eine gewisse Betreuung benötigen. Die meisten sind aber gut förderbar und können ein begrenzt selbstständiges, glückliches Leben führen. Die Betroffenen sind i.d.R. freundlich und anschmiegsam.

GUT ZU WISSEN: Meist sterben Kinder mit überzähligen oder fehlenden Autosomen schon früh ab!

---

[45] auf dem Verhältnis zwischen Ursache und Wirkung beruhend; ursächlich

(8.2) Q96.- Turner-Syndrom

Krankheit: (Ullrich-)Turner-Syndrom

ICD10 –Klassifikation: **Q96.-**

SYNONYM/E: Monosomie, XO

DEFINITION: Durch angeborene Chromosomenstörungen hervorgerufener Symptomenkomplex mit Minderwuchs, Sterilität[46] und multiplen Organdysplasien[47] bei intakter Intelligenz.

PRÄVALENZ: < als 1 : 2 500 - 3 000 bei weiblichen Neugeborenen

1) **ÄTIOLOGIE (Ursachen):** zahlenmäßige Chromosomenanomalie der Geschlechtschromosomen mit Fehlen eines X-Chromosoms[48]

2) **RISIKOfaktoren & Zielgruppe:** fast ausschließlich Mädchen

3) **SYMPTOME:**
   - **Minderwuchs** (Kleinwuchs/Mikrosomie)
   - **kurzer Hals** mit Flügelfell (Pterygium)[49]
   - breiter Brustwarzenabstand
   - Hand- und Fußrückenödeme beim Neugeborenen
   - Abwinkelung der gestreckten Unterarme nach außen
   - evtl. Fehlbildungen innerer Organe
   - **Amenorrhoe**[50]
   - **Infertilität**[51]
   - IQ meist normal (!)

GUT ZU WISSEN: Nach dem dt. Kinderarzt Otto Ulrich und dem amerikanischen Endokrinologen Henry H. Turner benannt! Etwa 95% der Embryonen mit dieser Chromosomenanomalie versterben!

---

[46] Unfruchtbarkeit, Zeugungsunfähigkeit
[47] Dysplasie = Fehl-, Unterentwicklung
[48] eines der beiden Chromosomen, durch die das Geschlecht bestimmt wird
[49] „Flughaut, Schwimmhaut", häutige Verbindung zwischen den Phalangen oder zwischen Hals und Schulterhöhe (angeborene Hautanomalie)
[50] Ausbleiben bzw. Fehlen der Menstruation
[51] Unfruchtbarkeit

(8.3) Q98.0 Klinefelter-Syndrom

Krankheit: Klinefelter-Syndrom

ICD10 –Klassifikation: **Q98.0**

SYNONYM/E:	Trisomie 47, XXY
DEFINITION:	genetisch bedingte Störung der Keimdrüsen[52]entwicklung beim Mann, die durch eine Chromosomenanomalie hervorgerufen wird
PRÄVALENZ:	1 : 1 000 – 1 500 Geburten
(1) Ätiologie (Ursachen):	zahlenmäßige Chromosomenanomalie der Geschlechtschromosomen mit zusätzlichem X-Chromosom (ein oder mehrere)
(2) RISIKOfaktoren & Zielgruppe:	nur bei Jungen
(3) SYMPTOME:	

- **Hochwuchs** (Großwuchs/Makrosomie)[53]
- **Hypogonadismus**[54]
- **Hodenhypoplasie**[55] (kleine Hoden)
- **Gynäkomastie**[56]
- unterentwickelte Schambehaarung
- **Sterilität** (Unfruchtbarkeit)
- frühzeitig beginnende Osteoporose[57]
- **IQ niedrig bis normal** (evtl. verspätete Entwicklung)
- Verhaltensauffälligkeiten

GUT ZU WISSEN: Symptome gering und teils erst im Erwachsenenalter, daher oft späte Diagnose. Benannt nach dem amerikanischen Arzt Harry F. Klinefelter.

---

[52] Organ, in dem sich die Keimzellen entwickeln (Hoden oder Eierstock); Geschlechtsdrüse, Gonade
[53] Makrosomie (Großwuchs): Männer über 1,92 Meter und Frauen über 1,80 Meter und Gigantismus (Riesenwuchs): Männer über 2,00 Meter und Frauen über 1,85 Meter (Quelle: Doccheck)
[54] Unterentwicklung, verminderte Funktion der männlichen Geschlechtsdrüsen
[55] Hypoplasie = unvollkommene Anlage; Unterentwicklung von Geweben oder Organen
[56] weibliche Brustbildung bei Männern
[57] stoffwechselbedingte, mit einem Abbau von Knochensubstanz einhergehende Erkrankung der Knochen

Kapitel 9) Arzneimittellehre (Pharmakologie)

„Der Heilpraktiker muss allgemeine Kenntnisse über Abbau und Ausscheidung von Medikamenten haben. Kenntnisse von wesentlichen Wirkungen und Nebenwirkungen der Medikamente, die häufig (auch von Ärzten) verordnet werden und somit auch von Menschen eingenommen werden, die zusätzlich zum Besuch einer Arztpraxis in die Heilpraktikerpraxis kommen, müssen vorhanden sein. Das gilt auch für verschreibungspflichtige Medikamente (siehe auch Urteil des Bayerischen Verwaltungsgerichtshofes vom 20.11.1996: hier am Beispiel Lithium).

Bei Fehlen dieser Kenntnisse kann der Heilpraktiker seine eigenen, beim Patienten erhobenen Befunde nicht richtig deuten und die therapeutischen Maßnahmen nicht auf die Wirkungen und Nebenwirkungen der Medikamente abstimmen. Daraus können sich erhebliche Gesundheitsgefährdungen für den Patienten ergeben." (Husum, Gegenstandskatalog des Gesundheitsamtes Husum)

	Antibiotika	**Zytostatika**
Wirkweise	antibakteriell wirksam, bakterizid[58] oder bakteriostatisch[59]	das Zellwachstum hemmend
Einsatzgebiete	(bakterielle) Infektionen	v.a. für die Tumorbehandlung und Immunsuppression[60]
Klassifikation	Alle bakteriell wirksamen Medikamente - aus den Stoffwechselprodukten von Mikroorganismen[61] gewonnene Wirkstoffe gegen Krankheitserreger.	Toxische Substanzen, die die Entwicklung und Vermehrung schnell wachsender Zellen hemmen.
Nebenwirkungen	Antibiotika können durch ihre Wirkungsweise auch Nebenwirkungen verursachen. Denn sie wirken nicht nur auf die pathogenen (krankheitsverursachenden) Bakterien, sondern auch auf die physiologische Bakterienflora von Darm, Haut, Schleimhaut und (weiblichem) Genitale, wodurch es zu Übelkeit, Erbrechen und Durchfall kommen kann. Weitere Nebenwirkungen sind Allergien, Blutbildveränderungen und Gerinnungsstörungen oder lokale Venenreizungen. **Merke:** Antibiotika sind verschreibungspflichtig!	Zytostatika sind ein hilfreiches Mittel gegen Krebserkrankungen. Allerdings verursachen sie erhebliche Nebenwirkungen. Wie stark die Nebenwirkungen ausfallen, hängt vor allem von der Dosierung sowie der Art der verwendeten Zytostatika ab.

---

[58] Töten Bakterien ab
[59] Hemmen die Vermehrungsfähigkeit von Bakterien
[60] Unterdrückung einer immunologischen Reaktion (z. B. bei Transplantationen)
[61] Mikroorganismus = mikroskopisch kleiner, einzelliger pflanzlicher oder tierischer Organismus (z.B. Bakterie)

HP Express ® – effektive Vorbereitung für Prüfung & Praxis

	Antibiotika	Zytostatika
Gut zu wissen	**Antibiose** = hemmende oder abtötende Wirkung der Stoffwechselprodukte bestimmter Mikroorganismen auf andere Mikroorganismen (zu griechisch bíos = Leben). **Resistenzen gegen Antibiotika:** Bei vielen Bakterien wirken Antibiotika nicht mehr. Der Grund: die Erreger sind gegen die Arzneimittel resistent geworden. Schuld daran ist in vielen Fällen ein zu sorgloser Umgang mit Antibiotika. Wenn z.B. das Medikament vorzeitig abgesetzt wird oder der Patient sich nicht an die Einnahmevorschrift hält, können widerstandsfähige Bakterien überleben und gegen das Mittel resistent werden, also unempfindlich gegen das Antibiotikum. Deshalb ist es gerade bei Antibiotika so wichtig, die vorgeschriebene Menge im richtigen Abstand über den festgelegten Behandlungszeitraum einzunehmen. Ein **Antibiogramm** ermittelt das speziell gegen eine bestimmte Bakterienart gerichtete Antibiotikum.	von griechisch: cytos - Zelle und lateinisch: stare - stehen Synonym: **Zellgift**

Anmerkung: Du wirst ab sofort in jedem Lehrheft Arzneimittel zum Lernen finden (teilweise wiederholen sich diese), damit Dir bis zur Prüfung alle wichtigen Medikamentengruppen geläufig sind!

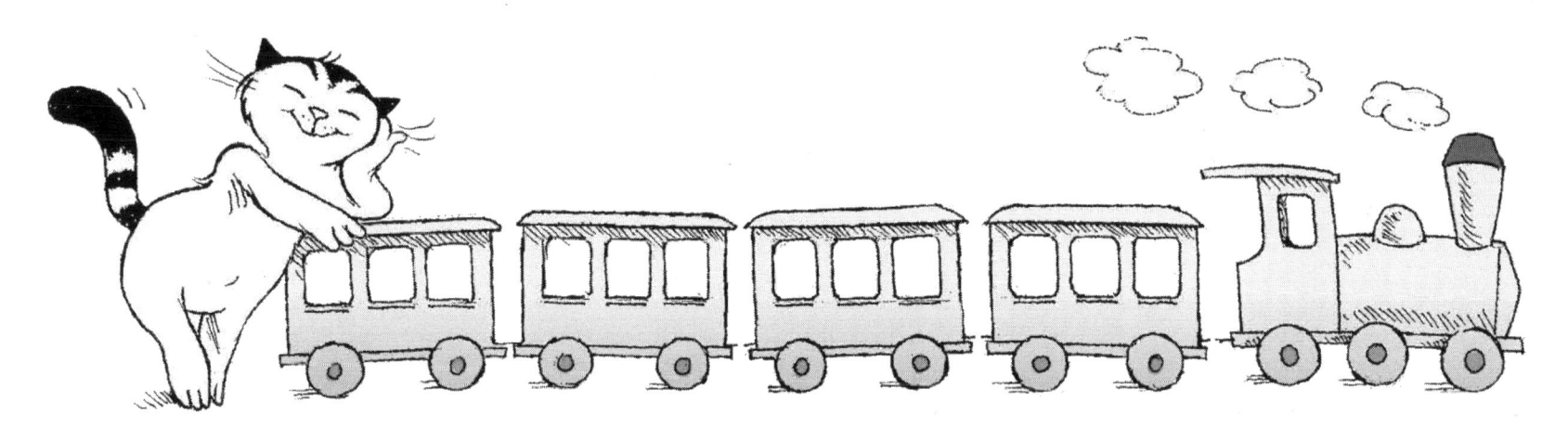

Kapitel 10) Differentialdiagnose (DD)

„Der Heilpraktiker muss in der Lage sein, die erhobenen anamnestischen Daten, die eigenen Untersuchungsbefunde und die Laborbefunde diagnostisch und differentialdiagnostisch zu werten." (Husum, Gegenstandskatalog des Gesundheitsamtes Husum)

Dies wird insbesondere in der **mündlichen Prüfung** abgeprüft und ist natürlich für die **spätere Praxistätigkeit von enormer Wichtigkeit**. Auch wenn Dir dies erst einmal viel erscheint und man sich als Heilpraktikeranwärter in den ersten Monaten des Studiums oft fragt „Ist das überhaupt jemals zu schaffen?" möchten wir Dir gerne zurufen: **„Ja, es ist zu schaffen und wir unterstützen DICH auf dem Weg dahin."** Es lohnt sich in jedem Fall, in den ersten Monaten die Zähne zusammenzubeißen und es wird besser, sobald Du die ersten **Zusammenhänge der Organsysteme, Symptome und Erkrankungen** erkennst, soviel können wir Dir versprechen ☺ !

DD: Häufige Fehlbildungen mit Manifestationen im Neugeborenenalter

(9.1) Anenzephalus/-lie (angeborenes Fehlen des Gehirns)

Definition: schwerste Hirnfehlbildung mit Fehlen des Schädeldachs und wesentlicher Gehirnteile

Therapie: nicht möglich

Prognose: Tod spätestens nach Wochen

(9.2) Mikrozephalus/-lie (extreme Kleinheit des Schädels)

Definition: zu kleiner Kopf, meist als Folge eines zu kleinen Gehirns

Therapie: symptomatisch

Prognose: bezüglich der geistigen Entwicklung i.d.R. schlecht

(9.3) Makrozephalus/-lie (anomale Vergrößerung des Kopfes)

Definition: zu großer Kopf, teils familiär, teils bei Hydrozephalus, Stoffwechsel-, Gehirn- oder Knochenerkrankung

Therapie: symptomatisch[62]

Prognose: ursachenabhängig

---

[62] die Symptome betreffend; nur auf die Symptome, nicht auf die Ursache einer Krankheit einwirkend

(9.4) Hydrozephalus/-lie („Wasserkopf")

Definition: extrem vergrößerter Schädel mit Erweiterung der Liquorräume[63] im Gehirn

Therapie: externe Ventrikeldrainage (Ableitung), OP, entlastender Katheter[64] in rechten Vorhof oder Bauchhöhle

Prognose: hängt von der Grunderkrankung ab

(9.5) Meningo- oder Meningomyelozele

Definition: Spaltbildung der Wirbelsäule mit Vorwölbung der Hirnhäute bzw. Austreten von Hirnhäuten und Rückenmark

Therapie: OP, Physiotherapie, orthopädische und urologische Behandlung

Prognose: bei Hautdefekten Infektionsgefahr

(9.6) Lippen-Kiefer-Gaumenspalte (Abkürzung: LKGS, lat. Cheilognathopalatoschisis)

Definition: ein- oder beidseitige Spaltbildung von Lippen, Kiefer, hartem oder weichem Gaumen (von kleiner Lippenkerbe bis hin zum sehr auffälligen „Wolfsrachen")

Therapie: in der 1. Woche Einlegen einer Gaumenplatte, OP ab 3.-6. Monat, später Logopädie

Prognose: meist gut, kleinere Sprachprobleme können bleiben

(9.7) Ösophagus[65]atresie[66] oder -fistel[67]

Definition: Verschluss der Speiseröhre, meist mit Fistel zur Trachea[68]. Speichelfluss, Erbrechen, beim Trinken Husten, Zyanose[69]

Therapie: sofortige OP!

Prognose: i.d.R. gut

---

[63] *Mit Liquor (Gehirn-Rückenmarksflüssigkeit) gefüllte Räume*
[64] *Röhrchen aus Metall, Glas, Kunststoff oder Gummi zur Einführung in Körperorgane (z.B. in die Harnblase), um sie zu entleeren, zu füllen, zu spülen oder zu untersuchen*
[65] *Speiseröhre (griechisch oisophágos, zu: oísein = tragen und phágēma = Speise)*
[66] *Atresie = das Fehlen einer natürlichen Körperöffnung (z. B. des Afters)*
[67] *lateinisch fistula = röhrenförmiges Geschwür; in einem krankhaften Prozess entstandener oder operativ hergestellter röhrenförmiger Kanal, der ein Organ mit der Körperoberfläche oder mit einem anderen Organ verbindet*
[68] *Luftröhre*
[69] *blaurote Verfärbung der Haut und der Schleimhäute infolge Sauerstoffmangels im Blut (zu griechisch kyáneos = dunkelblau)*

(9.8) Dünndarmatresie

Definition: Verschluss des Dünndarms, Klinisch Ileus[70] (je höher der Verschluss, desto eher)

Therapie: sofortige OP!

Prognose: i.d.R. gut

(9.9) Anal- oder Rektumatresie

Definition: Fehlen der Analöffnung oder des Rektums[71], oft mit Fistelbildung

Therapie: sofortige OP!

Prognose: evtl. spätere Kontinenz[72]probleme

(9.10) Gallengangsatresie

Definition: Verschluss der Gallenwege mit Ikterus[73] ab der 1.-5. Lebenswoche

Therapie: evtl. OP, Lebertransplantation[74]

Prognose: trotz Therapie oft ungünstig

(9.11) Herzfehler

Definition: angeborene Fehlbildung des Herzens, der Herzklappen oder der herznahen Gefäße

Therapie: Die meisten angeborenen Herzfehler sind heute operabel!

Prognose: ca. 85% der Kinder mit einem angeborenen Herzfehler erreichen heute das Erwachsenenalter, viele davon können normal leben

---

[70] Darmverschluss
[71] Mastdarm (gekürzt aus lateinisch intestinum rectum = gestreckter, gerader Darm)
[72] Fähigkeit, Harn oder Stuhl zurückzuhalten
[73] Gelbsucht
[74] das Transplantieren eines Gewebes oder eines Organs auf einen anderen Körperteil oder einen anderen Menschen

(9.12) Zwerchfellhernie

Definition: Eingeweidebruch - Zwerchfellhoch bis hin zum praktisch völligen Fehlen des Zwerchfells mit Verlagerung von Bauchorganen in den Thorax[75] und mangelhafter Lungenentwicklung mit schwerer Atemstörung.

Therapie: Reanimation[76], Zustandsstabilisierung, dann OP

Prognose: bei schweren Defekten Letalität[77] um 40%

(9.13) Nabelschnurbruch (Omphalozele)

Definition: Verlagerung von Bauchorganen in die Nabelschnur

Therapie: baldmöglichste OP

Prognose: meist gut

(9.14) Gastroschisis

Definition: Herausquellen des Abdominal[78]inhalts durch einen Bauchwanddefekt

Therapie: baldmöglichste OP

Prognose: meist gut

(9.15) Nierenagenesie

Definition: angeborenes Fehlen einer oder beider Nieren

Therapie: baldmöglichste OP

Prognose: bei einseitigem Fehlen gut, bei beidseitigem Fehlen letal[79]

---

[75] Brustkorb
[76] Wiederbelebung erloschener Lebensfunktionen durch künstliche Beatmung, Herzmassage o. Ä.
[77] Wahrscheinlichkeit, an einer Krankheit zu sterben
[78] Den Bauch/Unterleib betreffend
[79] tödlich, zum Tode führend, todbringend

(9.16) Hypospadie (untere Harnröhrenspalte)

Definition: angeborene Verschlussstörung der Harnröhre mit Mündung der Harnröhre an Penisunterseite oder Skrotum[80]

Therapie: je nach Schweregrad OP

Prognose: kann mehrere OP erfordern, sollte aber bis spätestens zur Einschulung abgeschlossen sein

(9.17) Blasenekstrophie (Spaltblase)

Definition: Defekt der vorderen Blasenwand und der Bauchwand mit Freiligen der Blasenschleimhaut (meist gespaltene Symphyse[81] und weitere Genitalfehlbildungen)

Therapie: sofort steriles Abdecken mit spezieller Folie, nach Tagen bis Monaten erste OP

Prognose: i.d.R. bleibende, teils schwere Defekte

(9.18) Steißteratom

Definition: teils sehr große, embryonale[82] Mischgeschwulst im Steißbereich

Therapie: baldmöglichst OP

Prognose: abhängig von Tumor[83]histologie[84], meist gut

(9.19) Amelie

Definition: Fehlen der gesamten Gliedmaße

Therapie: je nach Ausprägung evtl. OP bzw. Prothesenversorgung

Prognose: Weiterbestehen der Fehlentwicklung, aber oft gute Gesamtentwicklung

---

[80] *Hodensack*
[81] *Knochenfuge, besonders Schambeinfuge*
[82] *zum Stadium des Embryos gehörend, es betreffend, von ihm ausgehend*
[83] *Geschwulst*
[84] *Wissenschaft von den Geweben des menschlichen Körpers*

(9.20) Dysmelie

Definition:	Extremitätenfehlbildung, angeborene Fehlbildung der Gliedmaßen
Therapie:	je nach Ausprägung evtl. OP bzw. Prothesenversorgung
Prognose:	Weiterbestehen der Fehlentwicklung, aber oft gute Gesamtentwicklung

(9.21) Peromelie

Definition:	Amputationsähnlicher Gliedmaßendefekt
Therapie:	je nach Ausprägung evtl. OP bzw. Prothesenversorgung
Prognose:	Weiterbestehen der Fehlentwicklung, aber oft gute Gesamtentwicklung

(9.22) Phokomelie

Definition:	angeborene Fehlbildung der Extremitäten, bei der die Hände oder Füße unmittelbar am Rumpf ansetzen
Therapie:	je nach Ausprägung evtl. OP bzw. Prothesenversorgung
Prognose:	Weiterbestehen der Fehlentwicklung, aber oft gute Gesamtentwicklung

(9.23) Syndaktylie

Definition:	Verwachsung der Finger oder Zehen
Therapie:	evtl. Operation
Prognose:	gut

(9.24) Polydaktylie

Definition:	angeborene Fehlbildung der Hand oder des Fußes mit Bildung überzähliger Finger oder Zehen
Therapie:	OP im 2. Lebenshalbjahr
Prognose:	gut

(9.25) Hüftdysplasie[85]/-luxation[86]

Definition: Verknöcherungsstörung und Deformierung der Hüftpfanne, evtl. mit (Teil-)Verrenkung des Hüftkopfes

Therapie: Spreizhose, Pavlik-Bandage, Repositions[87]behandlung, anschließende Retention[88], ggf. OP

Prognose: Komplikation: Hüftnekrose[89] oder bei Nichtbehandlung Entwicklung einer Coxarthrose (Hüftgelenksarthrose)

(9.26) Klumpfuß

Definition: komplexe Fußfehlbildung bzw. -deformität

Therapie: Fuß in Richtung normale Fußform bringen und in Etappen gipsen, ggf. OP, Schienen und Physiotherapie

Prognose: bei frühzeitiger, konsequenter Behandlung meist gute Prognose

Raum für eigene Notizen

---

[85] Fehl-, Unterentwicklung
[86] Luxation = Verrenkung
[87] Wiedereinrichtung von gebrochenen Knochen oder verrenkten Gliedern
[88] lateinisch retentio = das Zurückhalten
[89] Nekrose = örtlicher Gewebstod, Absterben von Zellen, Gewebs- oder Organbezirken als pathologische Reaktion auf bestimmte Einwirkungen

Kapitel 11) Spielerisch Lernen und Merksprüche

In diesem Kapitel findest Du z.B. von uns erstellte bzw. über die Jahre gesammelte Merksprüche. Außerdem gibt es lustige Lerngeschichten, kleine Rätsel, Lückentexte u.ä., damit Du Dir den umfangreichen Stoff auf spielerische Art und Weise merken und einprägen kannst. Wir wünschen Dir dabei viel Vergnügen!

(11.1) Lückentext zur Zelle

⇨ **Setze die folgenden Wörter (bzw. Wortteile) in die Lücken im Text:**

aktive Basentripletts Chromosomen Genkombinationen Golgi-Apparat Konzentrationsgefälle Lipid-Doppelschicht Meiose Mitochondrien Mitose Organismus Proteinbiosynthese Proteine Retikulum Ribosomen Ribosomen semipermeable Transkription Translation Wasser Zellen Zellkern Zellorganellen Zentriolen Zytoskelett

Die menschliche Zelle - Der Mensch besteht zu etwa 65% aus _____, wobei sich der größte Anteil in den _____ (intrazellulär) findet. Die Zelle ist die kleinste lebensfähige Einheit des _____. Alle „echten" Zellen bestehen aus dem Zytoplasma, den Zellorganellen sowie dem _____. Jede Zelle wird von einer Zellmembran mit einer _____ umschlossen. Diese _____ Membran kontrolliert den Durchtritt von Stoffen in die Zelle hinein und auch aus der Zelle heraus (selektive Permeabilität). Die Zelle enthält verschiedene _____. Der Zellkern enthält die genetische Information in Form von 46 _____. Die _____ sind die Organellen für die Proteinsynthese. Das endoplasmatische _____ ist ein verzweigtes Kanalsystem in der Zelle v.a. für die Protein- und Lipidsynthese. Es steht in enger Beziehung zum _____, der hauptsächlich Ausscheidungsfunktion hat. Die Aufgabe der _____ ist die Bereitstellung von Energie, es sind die „Kraftwerke der Zelle". Das _____ gibt der Zelle Form und Halt, die _____ spielen eine wichtige Rolle bei der Zellteilung. Die Zelle nimmt Stoffe aus dem Interzellularraum durch _____ und passive Prozess auf. Beim aktiven Transport wird Stoffwechselenergie eingesetzt, um Stoffe (oft entgegen einem _____) zu transportieren. Bei der Endo- und Phagozytose werden größere Stoff- und Flüssigkeitsmengen bzw. Partikel ins Zellinnere aufgenommen. Bei der _____ werden _____ (Eiweiße) nach den Anweisungen der Erbsubstanz DNA aufgebaut. Die Reihenfolge der _____ der DNA legt die spätere Reihenfolge der Aminosäuren im Eiweiß fest. Bei der _____ wird von Teilen der DNA eine RNA-Kopie hergestellt. Die RNA-Kopie wandert als messenger-RNA (mRNA) aus dem Zellkern zu den _____ ins Zytoplasma. Die mRNA wird im Zuge der „eigentlichen" Proteinbiosynthese, der _____, an den Ribosomen mit Hilfe von tRNA (transfer-RNA) in Eiweiß bzw. Proteine übersetzt. Beim Thema Zelle ging es auch um die Zellteilung: Bei der _____ (Kernteilung) teilt sich eine Mutterzelle in zwei identische Tochterzellen. Erst erfolgt die Kernteilung, dann schließt sich die Zellteilung an. Mutter- und Tochterzelle sind dabei erbgleich. Bei der _____ (Reifeteilung) werden die Chromosomen nicht nur auf zwei Zellen verteilt, sondern auch der Chromosomensatz halbiert. Erst nach der Verschmelzung von männlicher und weiblicher Keimzelle ist der Chromosomensatz wieder komplett. Während der Meiose werden die entsprechenden Chromosomen väterlicher und mütterlicher Herkunft zufällig verteilt und teilweise genetisches Material zwischen ihnen ausgetauscht, so dass neue _____ entstehen.

Lösung zu 11.1

Die menschliche Zelle

Der Mensch besteht zu etwa 65% aus Wasser, wobei sich der größte Anteil in den Zellen (intrazellulär) findet. Die Zelle ist die kleinste lebensfähige Einheit des Organismus. Alle „echten" Zellen bestehen aus dem Zytoplasma, den Zellorganellen sowie dem Zellkern.
Jede Zelle wird von einer Zellmembran mit einer Lipid-Doppelschicht umschlossen. Diese semipermeable Membran kontrolliert den Durchtritt von Stoffen in die Zelle hinein und auch aus der Zelle heraus (selektive Permeabilität).

Die Zelle enthält verschiedene Zellorganellen. Der Zellkern enthält die genetische Information in Form von 46 Chromosomen. Die Ribosomen sind die Organellen für die Proteinsynthese. Das endoplasmatische Retikulum ist ein verzweigtes Kanalsystem in der Zelle v.a. für die Protein- und Lipidsynthese. Es steht in enger Beziehung zum Golgi-Apparat, der hauptsächlich Ausscheidungsfunktion hat. Die Aufgabe der Mitochondrien ist die Bereitstellung von Energie, es sind die „Kraftwerke der Zelle". Das Zytoskelett gibt der Zelle Form und Halt, die Zentriolen spielen eine wichtige Rolle bei der Zellteilung.

Die Zelle nimmt Stoffe aus dem Interzellularraum durch aktive und passive Prozess auf. Beim aktiven Transport wird Stoffwechselenergie eingesetzt, um Stoffe (oft entgegen einem Konzentrationsgefälle) zu transportieren. Bei der Endo- und Phagozytose werden größere Stoff- und Flüssigkeitsmengen bzw. Partikel ins Zellinnere aufgenommen.

Bei der Proteinbiosynthese werden Proteine (Eiweiße) nach den Anweisungen der Erbsubstanz DNA aufgebaut. Die Reihenfolge der Basentripletts der DANN legt die spätere Reihenfolge der Aminosäuren im Eiweiß fest. Bei der Transkription wird von Teilen der DNA eine RNA-Kopie hergestellt. Die RNA-Kopie wandert als messenger-RNA (mRNA) aus dem Zellkern zu den Ribosomen ins Zytoplasma. Die mRNA wird im Zuge der „eigentlichen" Proteinbiosynthese, der Translation, an den Ribosomen mit Hilfe von tRNA (transfer-RNA) in Eiweiß bzw. Proteine übersetzt.

Beim Thema Zelle ging es auch um die Zellteilung: Bei der Mitose (Kernteilung) teilt sich eine Mutterzelle in zwei identische Tochterzellen. Erst erfolgt die Kernteilung, dann schließt sich die Zellteilung an. Mutter- und Tochterzelle sind dabei erbgleich. Bei der Meiose (Reifeteilung) werden die Chromosomen nicht nur auf zwei Zellen verteilt, sondern auch der Chromosomensatz halbiert. Erst nach der Verschmelzung von männlicher und weiblicher Keimzelle ist der Chromosomensatz wieder komplett. Während der Meiose werden die entsprechenden Chromosomen väterlicher und mütterlicher Herkunft zufällig verteilt und teilweise genetisches Material zwischen ihnen ausgetauscht, so dass neue Genkombinationen entstehen.

HP Express ® – effektive Vorbereitung für Prüfung & Praxis

(11.2) Schwedenrätsel zur Zelle (1)

⇨ **Schreibe die Antworten in die weißen Felder!** *(schreibe dabei z.B. ä = ae und alle Wörter zusammen!)*

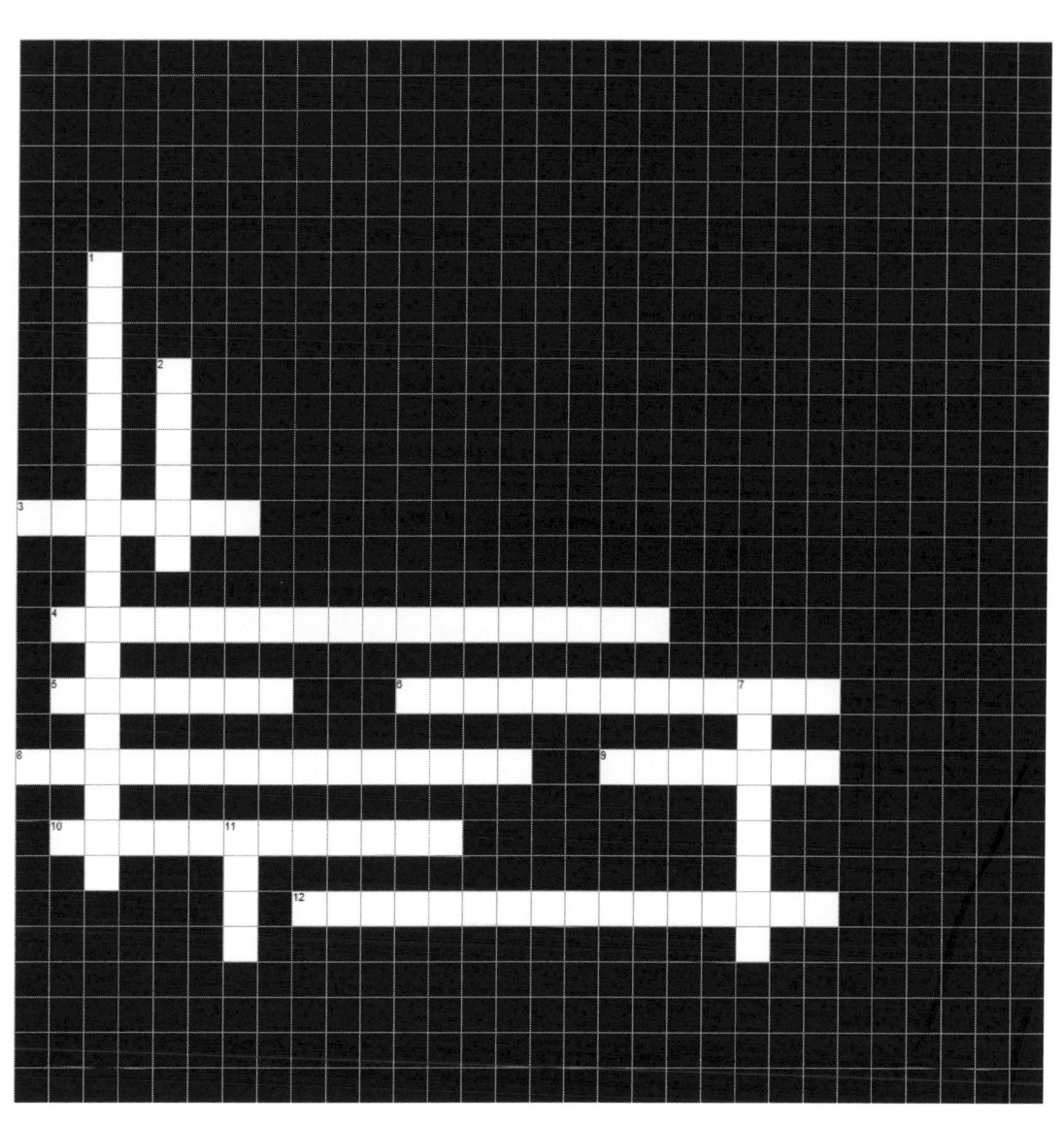

HP Express ® – effektive Vorbereitung für Prüfung & Praxis

Waagerecht:

- 3 Organ ist zwar angelegt, jedoch nicht ausgebildet, es finden sich lediglich Fett- oder Bindegewebs
- 4 Bildung von Eiweißen in einem Organismus
- 5 Zellorganell das Enzyme enthält und Proteine, Nukleinsäuren u.a. abbaut
- 6 Begleiterkrankung, das Auftreten zusätzlicher Erkrankungen im Rahmen einer Grunderkrankung
- 8 kleine Hoden
- 9 Zellkern, Kommandozentrale des Körpers
- 10 Zellorganelle für Sekretbildung und -abgabe
- 12 Unterdrückung einer immunologischen Reaktion (z.B. bei Transplantationen)

Senkrecht:

- 1 genetisch bedingte Störung der Keimdrüsenentwicklung beim Mann
- 2 Diffusion durch eine semipermeable (halbdurchlässige) Membran
- 7 Völliges Fehlen einer Organanlage infolge einer Störung der Embryonalentwicklung
- 11 kleinste Einheit eines chemischen Elements

Raum für eigene Notizen

Lösung zu 11.2

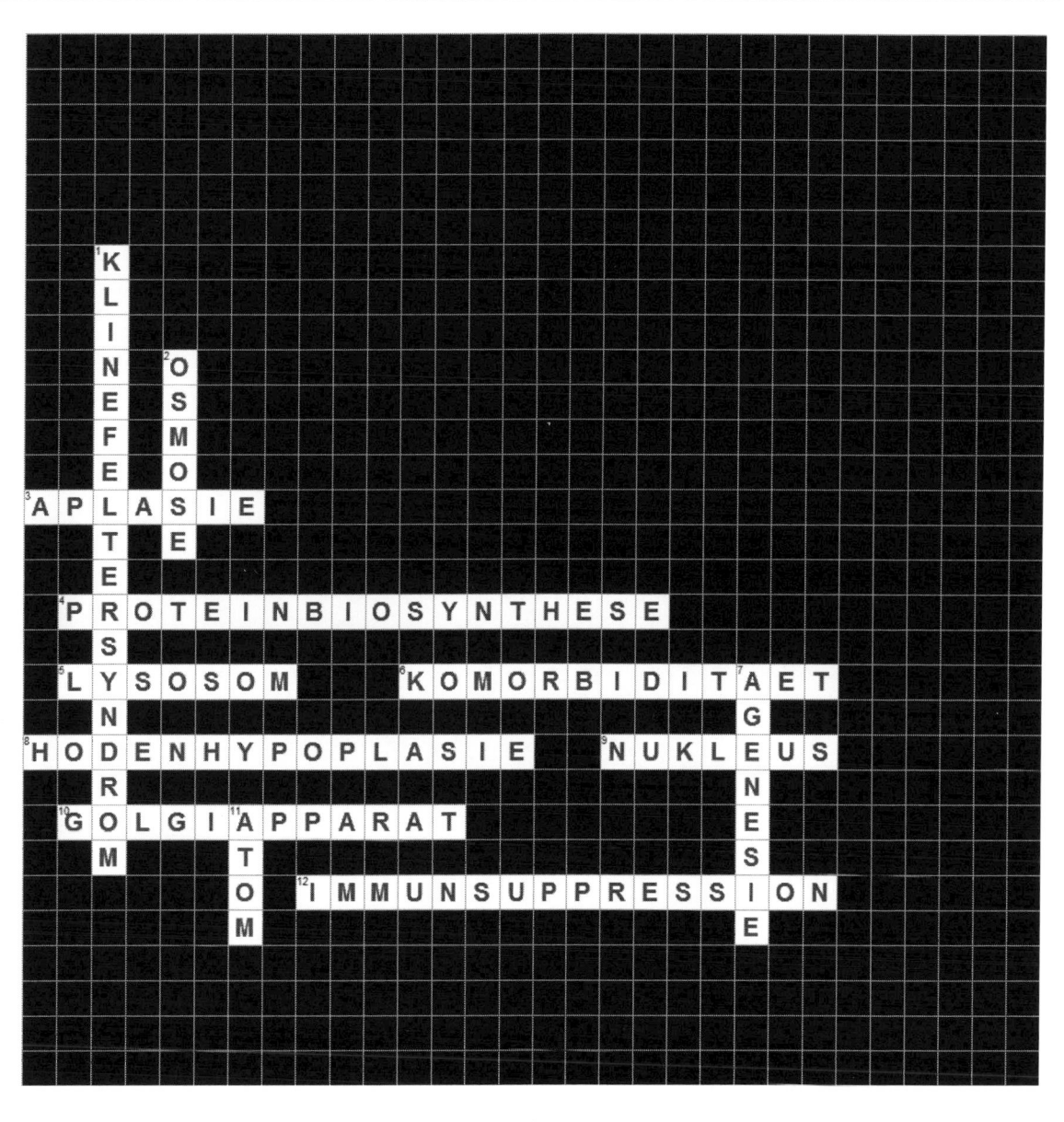

			¹K															
			L															
			I															
			N		²O													
			E		S													
			F		M													
			E		O													
³A	P	L	A	S	I	E												
			T		E													
			E															
			⁴P	R	O	T	E	I	N	B	I	O	S	Y	N	T	H	E	S	E
			S															
			⁵L	Y	S	O	S	O	M		⁶K	O	M	O	R	B	I	D	I	T	⁷A	E	T
			N															G	
			⁸H	O	D	E	N	H	Y	P	O	P	L	A	S	I	E		⁹N	U	K	L	E	U	S
			R															N	
			¹⁰G	O	L	G	I	¹¹A	P	P	A	R	A	T				E	
			M					T										S	
								O		¹²I	M	M	U	N	S	U	P	P	R	E	S	S	I	O	N
								M										E	

Waagerecht/Senkrecht-Lösungswörter:
- KLINEFELTER
- OSMOSE
- APLASIE
- PROTEINBIOSYNTHESE
- LYSOSOM
- KOMORBIDITAET
- HODENHYPOPLASIE
- NUKLEUS
- GOLGIAPPARAT
- ATOM
- IMMUNSUPPRESSION
- AGENESE

(11.3) Die Zelle in Reimen

Das Leben ensteht auf alle Fälle aus einer Zelle -
und bei Strolchen endet`s auch in einer Solchen ☺...

Dieses Zitat von Heinz Ehrhardt möchte ich noch weiter ausspinnen:

Die Millionen Zellen, die kleinen Wendigen -
sind die kleinsten Einheiten des Lebendigen.

Sie haben unterschiedliche Form
und sind klein und zwar ganz enorm.

Die größte Zelle ist die Eizelle
und die kann man ohne mikroskopische Quelle
gerade noch mit den Augen sehen,
probiert`s mal aus, es wird so gehen.

Die Zelle besteht aus vielen Elementen
wenn wir uns die doch alle merken könnten!
Lasst es alle mal mit meinem Merkspruch sacken:

O = Sauerstoff

C = Kohlenstoff

H = Wasserstoff

N = Stickstoff

Ca = Kalzium und **P** = Phosphor

HP Express ® – effektive Vorbereitung für Prüfung & Praxis

Der Zellinhalt der teilt sich auf
liebe Studenten, passt gut auf
in Zellplasma, dem Arbeits- und Speichergebiet
und Kernplasma, hier gibt`s die Erbinformationen mit.

Um die Zelle herum haben wir ´ne Zellmembran
wie ich Euch die jetzt wohl erklären kann?
Es ist ne Doppelschicht aus Lipiden
der Kopf und das Schwänzchen sind hier ganz verschieden.

Denn wie bei alle meine Entchen:
Der Kopf verträgt Wasser, aber nicht das Schwänzchen.
(Köpfchen in das Wasser, Schwänzchen in die Höh´)
Daher ist der Kopf nach außen,
das Schwänzchen innen, bitte nicht vertauschen.

In der Membran haben wir noch Carrier,
die sind aktiv wie Terrier.
Sie transportieren mit Energieaufwand
Stoffe durch die Zellenwand.

Da es gibt Stoffe ganz massiv,
haben wir noch eine andere Transportmöglichkeit, nämlich passiv.
Diese sind, ihr wisst es schon:
Die Osmose, Filtration und Diffusion.

Autorin: Sabine Wellmann

(11.3) Geschichte zu den Zellorganellen

⇨ Neulich war Betriebsversammlung in der Zell-Firma! ☺

Der Chef, der in der Chefetage, nämlich dem sogenannten „Kern", der das **Kommando** führte, berief all seine Mitarbeiter zusammen. Diese bewegten nun ihre **Leiber** von der **Arbeits**zentrale zur Versammlungsstelle. Es kamen, die kräftigen, muskelbepackten Arbeiter. Die strotzen nur so vor **Energie**. Sie heißen **Mito** und **Chondrie**. Und da war da auch noch **Ribo**, ein kleiner kugeliger Mann, der ein sehr verwegenes Aussehen hatte. Man munkelt, dass er mal in **Nukleinsäure** gebadet hatte. Er war sehr blass, hatte eine Gesichtsfarbe die an **Eiweiß** erinnerte.

Aus der **Retikulum**-abteilung kamen zwei Mitarbeiter, der aal-**glatte Endo**, der arbeitete gerade an seinem **Plasma**bildschirm, er hatte nämlich die Aufgabe als **Transporteur** innerhalb der Firma. Wo immer etwas transportiert werden musste, musste der allglatte Endo das erledigen (er dachte natürlich, dass das unter seiner Würde sei). Sein Kollege, der stets ungepflegt war, er hatte ständig einen **rauen** Bart und war auch in seiner Persönlichkeit recht raubeinig. Er hatte jedoch zusätzlich zu den **Transportaufgaben** in der Firma noch weitere Aufgaben, er arbeitet recht eng mit Ribo zusammen und sie müssen **ei-weiße** Farbe **herstellen**.

Andere Mitarbeiter, die allesamt aus der Familie der **Diktyosomen** aus Griechenland stammten, bedienten den sog. **Golgi Apparat**. Im Golgi Apparat wird die **ei-weiße** Farbe **gespeichert** und in Plastikfolie verpackt. Das sieht dann aus wie große Seifen**blasen**. Diese Seifenblasen werden aus der Firma heraustransportiert weil sie ja verkauft werden. Die Diktyosomen sind eine total harmlose Familie und sie dienen zum **Schutz** der gesamten Firma, jegliche Aggression unterbinden sie sofort.

Es gab auch noch den Arbeiter **Lyso**, der ständig nur am **Fressen** war. Zuerst wusste keiner genau warum er eigentlich eingestellt war. Aber er sorgte dafür, dass die **ei-weiße** Farbe von **Fremd**firmen immer wieder z**erstört** wird. Die **Zentriol**-Abteilung ist für die vielen Außenstellen der Zellfirma zuständig. Hier arbeiten **spindel**-dürre Mitarbeiter, die die Lehrlinge an den **Apparaten ausbilden**.

Und **Mirko Tubuli** ist ein Mitarbeiter, der ganz stolz auf seinen Arbeitsplatz ist. Das System von Mirko Tubuli ist sozusagen das **Stützgerüst** der gesamten Firma und zudem kann es noch **Stoffe** von ganz weit hinten nach ganz weit vorne **transportieren**. ☺ ☺ ☺

Autorin: Sabine Wellmann

Raum für eigene Notizen

HP Express ® – effektive Vorbereitung für Prüfung & Praxis

(11.4) Schwedenrätsel zur Zelle (2)

⇨ **Schreibe die Antworten in die weißen Felder!** *(schreibe dabei z.B. ä = ae und alle Wörter zusammen!)*

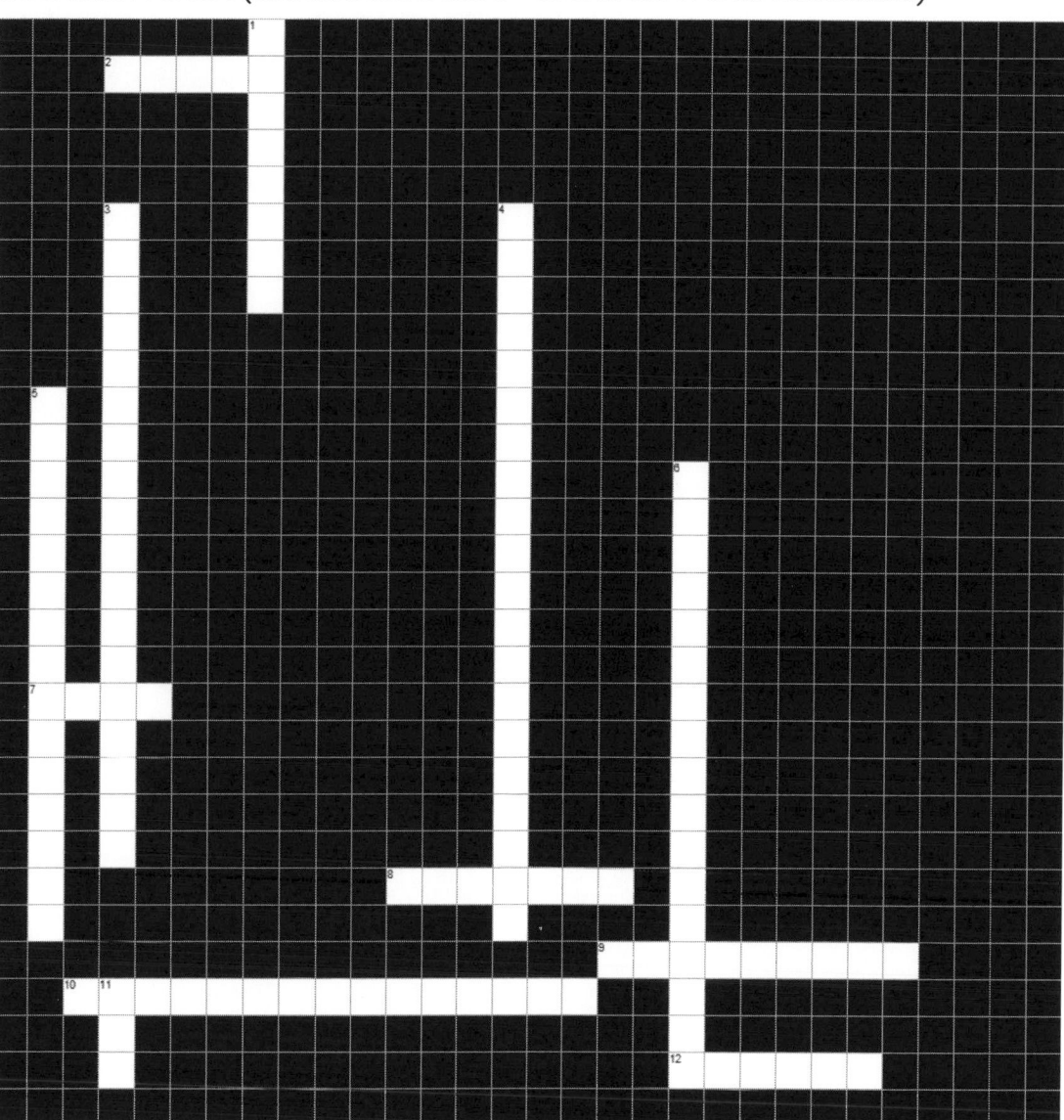

64

HP Express ® – effektive Vorbereitung für Prüfung & Praxis

Waagerecht:

- [ ] 2 kleinste lebensfähige Einheit des Organismus
- [ ] 7 Abkürzung: messenger-RNA
- [ ] 8 nur einen einfachen Chromosomensatz enthaltend (23)
- [ ] 9 Wasser abweisend
- [ ] 10 verschiedene Funktionen der Zellen, Unterschiede in Form und Größe
- [ ] 12 (der Zellteilung vorausgehende) Teilung des Zellkerns, Kernteilung

Senkrecht:

- [ ] 1 Zentralkörperchen, Zellorganelle]bildet den Spindelapparat für die Zellteilung aus
- [ ] 3 genetisch bedingte Störung der Keimdrüsenentwicklung beim Mann
- [ ] 4 bevorzugte Stelle für das Auftreten einer Krankheit
- [ ] 5 Anzahl der Chromosomen
- [ ] 6 Typische Kombination mehrerer Fehlbildungen
- [ ] 11 Abkürzung: Interzellularraum, Raum zwischen den Organzellen

Raum für eigene Notizen

Lösung zu 11.4

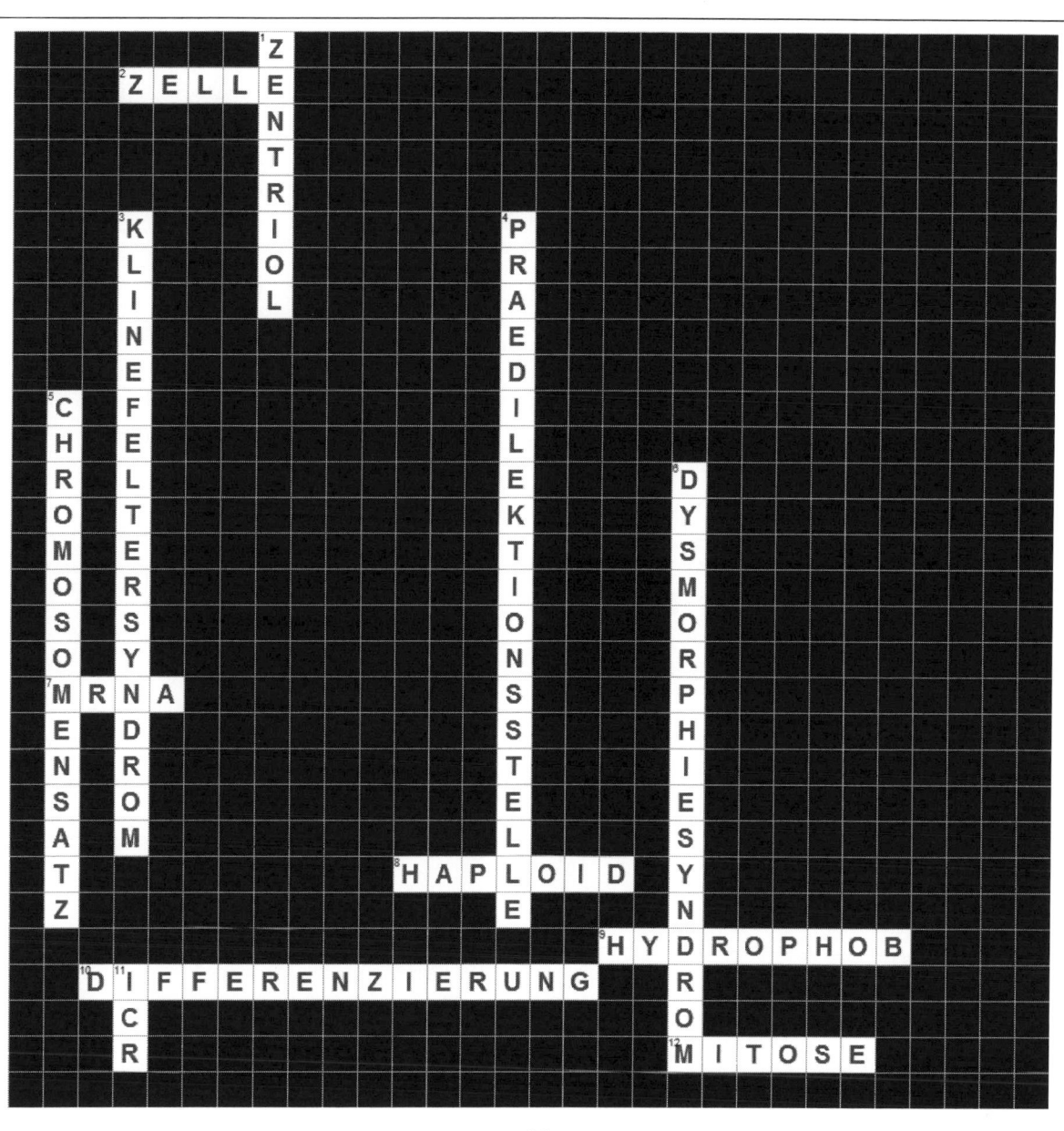

Waagerecht:
- 2: ZELLE
- 7: MRNA
- 8: HAPLOID
- 9: HYDROPHOB
- 10: DIFFERENZIERUNG
- 12: MITOSE

Senkrecht:
- 1: ZENTRIOL
- 3: KLINEFELTERSYNDROM
- 4: PRAEDILEKTIONSSTELLE
- 5: CHROMOSOMENSATZ
- 6: DYSMORPHIESYNDROM
- 11: CR

HP Express ® – effektive Vorbereitung für Prüfung & Praxis

Kapitel 12) Prüfungsfragen (schriftlich)

Es folgen schriftliche Prüfungsfragen, damit Du testen kannst, ob Dein Wissen schon „prüfungsreif" ist ☺ !

Übungsfrage (1):

Mehrfachauswahl

(Wähle drei Antworten!)

Teil der Zelle ist:

(A) Nukleus
(B) Ganglion
(C) Golgi-Apparat
(D) Mitochondrium
(E) Hypomochlion

Deine Antwort: ( ) + ( ) + ( )

Übungsfrage (2):

Einfachauswahl

Welche Aussage trifft zu? Welche Zellorganelle dient der zellulären Verdauung?

(A) Lysosomen
(B) Mitochondrien
(C) Ribosomen
(D) Chromosomen
(E) Nucleus

Deine Antwort: ( )

Übungsfrage (3):

Aussagenkombination

Für die Chromosomenstörung Down-Syndrom (Trisomie 21) sind typischerweise folgende Symptome kennzeichnend:

1. Schräge Augenlidstellung
2. Vergrößerte Zunge
3. Sehr häufiges Auftreten von Diabetes mellitus Typ I
4. Intelligenzminderung
5. Minderwuchs

(A) Nur die Aussagen 1, 2 und 5 sind richtig
(B) Nur die Aussagen 1, 3 und 4 sind richtig
(C) Nur die Aussagen 2, 3 und 5 sind richtig
(D) Nur die Aussagen 1, 2, 4 und 5 sind richtig
(E) Alle Aussagen sind richtig

Deine Antwort: ( )

Auflösung zum Kapitel 12)

Überprüfe nun Deine Antworten und vergleiche diese mit den Lösungen!

Lösungen:

(1) richtige Antwort: (A) + (C) + (D)   Deine Antwort: ( ) + ( ) + ( )

(2) richtige Antwort: (A)   Deine Antwort: ( )

(3) richtige Antwort: (D)   Deine Antwort: ( )

Super wäre es, wenn Du nach dem Durcharbeiten der Texte **mindestens zwei Aufgaben richtig gelöst** hättest! **Herzlichen Glückwunsch zu dieser Leistung!**

Falls Du **weniger als zwei Aufgaben richtig gelöst** hast, mach Dir keine Gedanken! Der Stoff, den Du ja noch in den Online-Vorlesungen lernst, kann im Lehrbuch nachgelesen, im E-Learning (Lernplattform des Campus) bearbeitet, kann per MP3-Audiokurs gehört, durch das Paukbuch durchgenommen werden und in den Campus-Lerngruppen mit anderen Mitstudenten erörtert und vertieft werden. Wir bieten Dir vielseitige Hilfen an und unterstützen Dich somit, umfassend auf Deinen Weg zum **Ziel,** dem Traumberuf des Heilpraktikers (HP)! ☺

Wir hoffen, dass wir mit dieser kleinen Probelektion Dein Interesse an der Heilpraktikerausbildung geweckt haben. Die Ausbildung zum Heilpraktiker ist zwar sehr anspruchsvoll, aber auch machbar.

Viel Freude weiterhin und großen Erfolg bei der Ausbildung wünschen Dir

Deine Sybille und Team des Heilpraktikercampus

HP Express ® – effektive Vorbereitung für Prüfung & Praxis

Kapitel 13) Prüfungsfragen (mündlich)

⇨ **Es folgen mündliche Prüfungsfragen: Fragen zur Zelle bzw. Zytologie**

Dein Auftrag: Versuche bitte, die nun folgenden Fragen mündlich zu beantworten! Die Antworten findest Du auf den kommenden Seiten!

(1) Nenne die Kennzeichen des Lebendigen!
(2) Woraus ist der gesamte menschliche Körper aufgebaut?
(3) Aus welchen chemischen Elementen ist die Zelle aufgebaut?
(4) Was kennzeichnet ein Organ?
(5) Erkläre den Begriff „Organsystem"
(6) Nenne die zehn Organsysteme des Menschen!
(7) Wie heißt die kleinste Einheit des Lebendigen?
(8) Was ist (fast) allen Zellen gemeinsam (und was ist der Kirsche ähnlich)?
(9) Wer oder was umschließt den Zellleib und bildet eine Barriere?
(10) Was bedeutet semipermeabel?
(11) Wie nennen sich die fingerförmigen Ausstülpungen zur Vergrößerung der Zelloberfläche?
(12) Woraus besteht das Zellplasma?
(13) Wie heißen die kleinen Organe in der Zelle, die besondere Aufgaben erfüllen?
(14) Welchen Namen hat das Transportstraßensystem, das das Zellinnere durchzieht?
(15) Wer sind die „Arbeiter" bzw. die Fabrik?
(16) Woher erhalten die Ribosomen die Befehle und Rezepte zur Herstellung der Eiweiße?
(17) Was ist der andere Name für die bohnenförmigen Kraftwerke der Zelle?
(18) Welche Aufgabe hat der Zellkern in der Zelle?
(19) Welche Zellen haben keinen Zellkern und sind quasi „kernlose Kirschen"?
(20) Was kennzeichnet eine Zelle?
(21) Wie heißt das Fachgebiet der Zelle „auf schlau"?
(22) Wie viele Zellen enthält der menschliche Körper?
(23) Welches ist der am häufigsten vorkommende Zelltyp?

HP Express ® – effektive Vorbereitung für Prüfung & Praxis

(24) Was bedeutet „Differenzierung" von Zellen?
(25) Welche Arten von Zellen kennst Du?
(26) Wie ist die Zelle (grob) aufgebaut?
(27) Wie ist der Zellkern aufgebaut?
(28) Welche Aufgabe hat der Zellkern?
(29) Wie ist der Zellleib aufgebaut?
(30) Welche Aufgabe hat der Zellleib?
(31) Wie heißen die Zellorganellen?
(32) Nenne die Funktionen der Zellorganellen!
(33) Woraus besteht die Zellmembran?
(34) Was ist die Aufgabe der Zellmembran?
(35) Wie werden die Zellen mit Nährstoffen versorgt?
(36) Was ist ein Carrier?
(37) Definiere die Begriffe Filtration, Diffusion & Osmose!
(38) Erläutere die Proteinbiosynthese!
(39) Was sind Zellmutationen?
(40) Was sind Chromosomenaberrationen?
(41) Welche kennst Du?
(42) Wie nennt man die Lehre von den Geweben?
(43) Wie viele Gewebearten kennst Du?
(44) Welche Organe kennst Du aus den Vorlesungen?
(45) Nenne die Fachbegriffe für die Organe!
(46) Mit welchen Methoden arbeiten die Zytologie und die Histologie?
(47) Wofür brauchen wir überhaupt Zellteilung?
(48) Welche zwei Arten der Zellteilung werden unterschieden?
(49) Was ist der wesentliche Unterschied zwischen Mitose und Meiose?
(50) Woraus besteht der menschliche Körper?
(51) Was weißt Du über die Chromosomen?

⇨ **Gratulation und die Lösungen findest Du auf den kommenden Seiten!** ☺

HP Express ® – effektive Vorbereitung für Prüfung & Praxis

Lösungen zur Zelle bzw. Zytologie

Hier findest Du die Lösungen zu den mündlichen Fragen dieses Lehrheftes im Kapitel 13)

(1) Nenne die Kennzeichen des Lebendigen!
- Anpassungsfähigkeit
- Leitfähigkeit
- Beweglichkeit
- Stoffwechsel
- Neubildung & Fortpflanzung
- Reizbarkeit
- Wachstum

Merkspruch von Sybille: **An**-geblich **Leit**-en **Be**-rliner **St**-etig **Neu**-n **For**-men von **Reiz**-en **W**-eiter ☺

(2) Woraus ist der gesamte menschliche Körper aufgebaut?
- Zellen & Interzellularsubstanz

(3) Aus welchen chemischen Elementen ist die Zelle aufgebaut?
- 65% Sauerstoff (O), 18% Kohlenstoff (C), 10% Wasserstoff (H)
- 3% Stickstoff (N), 2% Kalzium (Ca) und 1% Phosphor (P)
- *Außerdem:* Kalium (K), Schwefel (S), Chlor (Cl), Natrium (Na), Magnesium (Mg), Eisen (Fe) …

(4) Was kennzeichnet ein Organ?
- Ein Organ besteht aus verschiedenen Gewebearten, bildet im Körper eine Einheit und hat eine bestimmte Aufgabe im Körper.
- *Anmerkung: beim Organ unterscheidet man zwischen Parenchym und Stroma*
  - **Parenchym:** leistet die organtypische Arbeit &
  - **Stroma:** Binde- und Stützgewebe, das dem Organ Festigkeit und Halt gibt und das Parenchym versorgt

HP Express ® – effektive Vorbereitung für Prüfung & Praxis

(5) Erkläre den Begriff „Organsystem"

der menschliche Organismus besteht aus zehn Organsystemen

die Organsysteme bestehen aus verschiedenen Organen, die eine bestimmte Aufgabe haben

die Organe bestehen aus verschiedenen Gewebearten

die Gewebearten bestehen aus Zellen

die Zelle ist die kleinste Einheit des Lebendigen

(6) Nenne die zehn Organsysteme des Menschen!

1. Haut
2. Bewegungsapparat
3. Nervensystem
4. Hormonsystem
5. Immunsystem
6. Atmungssystem
7. Herz-Kreislaufsystem
8. Verdauungssystem
9. Harnsystem
10. Fortpflanzung

(7) Wie heißt die kleinste Einheit des Lebendigen?

Zelle = kleinste selbstständige Funktionseinheit des Organismus

⇨ Grundbaustein des menschlichen Körpers, aller Tiere und Pflanzen

(8) Was ist (fast) allen Zellen gemeinsam (und was ist der Kirsche ähnlich)? ☺

Zellleib + Zellkern

(9) Wer oder was umschließt den Zellleib und bildet eine Barriere?

Zellmembran (quasi die „Stadtmauer")

(10) Was bedeutet semipermeabel?
halbdurchlässig

(11) Wie nennen sich die fingerförmigen Ausstülpungen zur Vergrößerung der Zelloberfläche?
Mikrovilli (von lateinisch villus "Zotte")

(12) Woraus besteht das Zellplasma?
80-85% Wasser, 10-15% Proteine (Eiweiße), 2-4% Lipide (Fette), ...

(13) Wie heißen die „kleinen Organe in der Zelle", die besondere Aufgaben erfüllen?
Zellorganellen

(14) Welchen Namen hat das Transportstraßensystem, das das Zellinnere durchzieht?
Endoplasmatisches Retikulum (ER)

(15) Wer sind die „Arbeiter" bzw. die Fabrik?
Ribosomen

(16) Woher erhalten die Ribosomen die Befehle und Rezepte zur Herstellung der Eiweiße?
Vom Zellkern („Rathaus")

(17) Was ist der andere Name für die bohnenförmigen Kraftwerke der Zelle?
Mitochondrien

(18) Welche Aufgabe hat der Zellkern in der Zelle?
Kommandozentrale („Rathaus")

(19) Welche Zellen haben keinen Zellkern und sind quasi „kernlose Kirschen"?
Erythrozyten (rote Blutkörperchen) & Thrombozyten (Blutplättchen)

(20) Was kennzeichnet eine Zelle?
Eine Zelle ist die kleinste Einheit des Lebendigen. Es gibt einzellige (Protozoen) und vielzellige (Metazoen) Lebewesen

HP Express ® – effektive Vorbereitung für Prüfung & Praxis

Zellen bestehen i.d.R. aus Zellkern und Zellleib. Jede Zelle übernimmt im Gesamtorganismus eine bestimmte Aufgabe

(21) Wie heißt das Fachgebiet der Zelle „auf schlau"?

Zytologie ⇨ die Lehre von den Zellen

(22) Wie viele Zellen enthält der menschliche Körper?

Mehr als 75 Billionen (75 000 Milliarden!) und mehr als 200 verschiedene Zelltypen (bis zu 1000)

(23) Welches ist der am häufigsten vorkommende Zelltyp?

die Erythrozyten/roten Blutkörperchen (ca. 1/3)

(24) Was bedeutet „Differenzierung" von Zellen?

Spezialisierung/Individualentwicklung der Zelle, z.B. zu Drüsenzellen, Knorpelzellen, Knochenzellen, Muskelzellen/ Muskelfaserzellen, Nervenzellen, Sinneszellen, …

(25) Welche Arten von Zellen kennst Du?

Rund, z.B. Eizelle

Lang, z.B. Nervenzelle

Mit Fortsätzen, z.B. Bindegewebszelle

Spindelförmig/platt, z.B. Muskelzellen

Kubisch oder hochprismatisch, z.B. Epithelzellen

(26) Wie ist die Zelle (grob) aufgebaut?

Zellleib (gefüllt mit Zytoplasma) & Zellmembran

Zellkern/Nucleus (gefüllt mit Karyoplasma) & Kernmembran

(27) Wie ist der Zellkern aufgebaut?

Chromosomen (Erbkörperchen) ⇨ DNS (Desoxyribonukleinsäure) bzw. Träger der Erbinformation/ Chromatin (Arbeitsform der Chromosomen)

Kernkörperchen (Nucleolus/Nucleoli) ⇨ Bildung und Speicherung der RNS (Ribonukleinsäure)

Kernsaft (Karyoplasma, Karyolymphe) ⇨ eiweißhaltige Flüssigkeit, die den Kern ausfüllt

HP Express ® – effektive Vorbereitung für Prüfung & Praxis

(28) Welche Aufgabe hat der Zellkern?

Zellkern (Nucleus) ist die Kommandozentrale der Zelle und Speicherort der Erbinformation (auf den Chromosomen)

(29) Wie ist der Zellleib aufgebaut?

aus den Zellorganellen und dem Zytoplasma

(30) Welche Aufgabe hat der Zellleib?

der Zellleib ist das Arbeits- und Speichergebiet der Zelle

beinhaltet die Zellorganellen („kleine Organe der Zelle"), um die Arbeit zu leisten, die der Körper zum Funktionieren braucht

(31) Wie heißen die Zellorganellen?

- o Endoplasmatisches Retikulum (ER) ⇨ (Glattes ER (gER), Raues ER (rER))

Ribosom/en

Golgi-Apparat

Lysosom/en

Zentriol/en

Mitochondrien

Mikrotubuli

(32) Nenne die Funktionen der Zellorganellen!

Endoplasmatisches Retikulum (ER)

o Glattes ER	⇨	Stofftransport
o Raues ER	⇨	Stofftransport + Eiweißherstellung
Ribosom/en	⇨	Eiweißherstellung (enthalten RNS)
Golgi-Apparat	⇨	Sekretbildung und -abgabe
Lysosom/en	⇨	enthalten Eiweiß abbauende Zellen
Zentriol/en	⇨	bildet Spindelapparat für Zellteilung aus
Mitochondrien	⇨	Kraftwerke der Zelle
Mikrotubuli	⇨	Bildung des Zellskeletts

(33) Woraus besteht die Zellmembran (Zytomembran)?

Doppelschicht von Fetten (Lipiden)

(34) Was ist die Aufgabe der Zellmembran?

Wichtig für Bestehen und Funktion der Zellen, ohne sie wäre Leben nicht möglich! Schutz der Zelle gegen die Umwelt

(35) Wie werden die Zellen mit Nährstoffen versorgt?
- Zwischenzellflüssigkeit aus Blut
- Nährstoffe treten aus Blutkapillaren aus
- gelangen in Zwischenzellraum (Interzellularraum), der mit Zwischenzellflüssigkeit (Interzellularflüssigkeit) gefüllt ist
- Nährstoffe wandern zu den Zellen, versorgen diese
- Zelle gibt ihre Abbaustoffe an Zwischenzellflüssigkeit ab
- Abbaustoffe werden über Blutkapillaren abtransportiert

(36) Was ist ein Carrier?

Carrier sind Trägermoleküle, die Stoffe in die Zelle hinein- bzw. hinaustransportieren

ein Carrier kann sich mit dem Stoff verbinden („Schlüssel-Schloss-Prinzip")

(37) Definiere die Begriffe Filtration, Diffusion & Osmose!
   a. **Filtration:** Bei der Filtration können Feststoffe aus einer Suspension von einer Flüssigkeit abgetrennt werden. (z.B. Kaffeemaschine)
   b. **Diffusion:** Vollständige Durchmischung zweier oder mehrerer Stoffe durch die gleichmäßige Verteilung der beteiligten Teilchen. (z.B. Tinte in Wasser)
   c. **Osmose:** Diffusion durch eine semipermeable (halbdurchlässige) Membran (z.B. Salatdressing ☺)

(38) Erläutere die Proteinbiosynthese!
a. die Biosynthese ist durch Gene auf Chromosomen programmiert
b. die Sequenz (Reihenfolge) der Basen in den DNA-Molekülen bestimmt die Reihenfolge der Aminosäuren in den Proteinen
c. durch die Reihenfolge u. Anzahl der Aminosäuren wird die Funktion der Proteine bestimmt
d. Ort der Proteinsynthese: ER mit Ribosomen
e. an den Ribosomen wird Protein aus den einzelnen Aminosäuren zusammengesetzt (je nach Information, die von den Genen aus dem Zellkern kommt)
f. die Genetische Information (von Chromosomen) wird im Zellkern im Rahmen der Transkription auf die messenger-RNA (mRNA) übertragen
g. diese mRNA wird an den Ribosomen abgelesen und mit Hilfe der tRNA im Rahmen der Translation neu aufgebaut

(39) Was sind Zellmutationen?
spontan entstandene, bleibende Veränderungen des Erbgutes, die sowohl Keimzellen als auch Körperzellen betreffen können

(40) Was sind Chromosomenaberrationen?
Chromosomenabweichungen

(41) Welche kennst Du?
Down-Syndrom (Trisomie 21), Klinefelter-Syndrom, (Ullrich-)Turner-Syndrom

(42) Wie nennt man die Lehre von den Geweben?
Histologie bzw. mikroskopische Anatomie (Gewebe = ein Zusammenschluss von gleichartig differenzierten Zellen)

(43) Wie viele Gewebearten kennst Du?
vier Gewebearten! (Epithel-/ Deckgewebe, Binde-/ Stützgewebe, Muskelgewebe, Nervengewebe)

(44) Welche Organe kennst Du aus den Vorlesungen?
Antwort siehe Aufgabe 45!

(45) Nenne die Fachbegriffe für die Organe!

1. Auge	⇨	Oculus
2. Bauchfell	⇨	Peritoneum
3. die Bauchspeicheldrüse	⇨	das Pankreas ☺
4. Blut	⇨	Häm, Sanguis
5. Blutgefäß	⇨	Vas sanguineum
6. Eierstock/Eierstöcke (weiblich)	⇨	Ovarium/Ovarien
7. Gallenblase	⇨	Vesica fellea
8. Gebärmutter (weiblich)	⇨	Uterus
9. Gehirn	⇨	Encephalon
10. Geschlechtsorgane	⇨	Organa genitalia
11. Harnblase	⇨	Vesica urinaria
12. Haut	⇨	Kutis
13. Herz	⇨	Cor bzw. Cardia
14. Hoden (männlich)	⇨	Testis, Testes
15. Knochenmark	⇨	Medulla ossium
16. Leber	⇨	Hepar
17. Lunge	⇨	Pulmo
18. Lymphsystem	⇨	Systema lymphaticum
19. Magen	⇨	Gaster bzw. Ventriculus
20. Milz	⇨	Lien bzw. Splen
21. Muskel/n	⇨	Musculus/Musculi
22. Nase	⇨	Nasus
23. Nebenniere	⇨	Glandula suprarenalis
24. Niere	⇨	Ren bzw. Nephros
25. Ohr	⇨	Auris
26. Schilddrüse	⇨	Glandula thyreoidea
27. Skelett	⇨	Skeleton
28. Thymusdrüse	⇨	Bries
29. Zunge	⇨	Lingua bzw. Glossa

HP Express ® – effektive Vorbereitung für Prüfung & Praxis

(46) Mit welchen Methoden arbeiten die Zytologie und die Histologie?

bloßes Auge, Lupe, Gewebeprobe (Biopsie), Gewebekultur, Lichtmikroskop, Färbelösungen, Elektronenmikroskop

(47) Wofür brauchen wir überhaupt Zellteilung?

- für viele Lebensabläufe sind Zellteilungen eine wichtige Voraussetzung, z.B. für: Wachstum, Wundheilung, Zellmauserung, Bildung der Keimzellen

(48) Welche zwei Arten der Zellteilung werden unterschieden?

Mitose (Kernteilung) & Meiose (Reifeteilung/Reduktionsteilung)

(49) Was ist der wesentliche Unterschied zwischen Mitose und Meiose?

Aus der Mitose gehen nur 2 identische Zellen mit einem diploiden Chromosomensatz hervor.
Aus der Meiose gehen 4 identische Zellen mit einem haploiden Chromosomensatz hervor.

(50) Woraus besteht der menschliche Körper?

Zellen, Körperflüssigkeit, Blutplasma, Lymphflüssigkeit (Lymphplasma), Gallenflüssigkeit, Zwischenzellflüssigkeit (Interzellularflüssigkeit), Hirn-Rückenmarkflüssigkeit (Liquor), Sekrete, Schleim

Raum für eigene Notizen

HP Express ® – effektive Vorbereitung für Prüfung & Praxis

(51) Was weißt Du über die Chromosomen bzw. zur Genetik?

Chromosomen	⇨	Träger der DNA in Wäscheklammerform ☺
Zentromer	⇨	Einschnürung der Chromosomen
Chromosomensatz	⇨	Anzahl der Chromosomen
Haploider Chromosomensatz	⇨	einfacher Chromosomensatz (23)
Diploider Chromosomensatz	⇨	doppelter Chromosomensatz (46)
Autosomen	⇨	Chromosomen, die nicht an der Bestimmung des Geschlechts beteiligt sind, 22 Paare
Heterosomen	⇨	Geschlechtschromosomen, 1 Paar
X-Chromosom	⇨	Beim X-Chromosom handelt es sich um ein Geschlechtschromosom (Gonosom). Es liegt beim weiblichen Geschlecht doppelt und beim männlichen Geschlecht einfach in Kombination mit dem Y-Chromosom vor.
Y-Chromosom	⇨	Beim Y-Chromosom handelt es sich um ein Geschlechtschromosom (Gonosom). Es liegt beim männlichen Geschlecht in Kombination mit dem X-Chromosom vor.
Chromatid	⇨	Chromosom besteht aus 2 Chromatiden
Chromatin	⇨	Arbeitsform der Chromosomen, entspiralisiert
Zygote	⇨	befruchtete Eizelle
Phänotyp	⇨	Erscheinungsbild, Ausbildung der Merkmale des Individuums
Genotyp	⇨	genetische Information, Gesamtheit der Gene eines Organismus
Dominant	⇨	beherrschend
Rezessiv	⇨	zurücktretend/nicht in Erscheinung tretend
Mendeln-Regeln	⇨	Regeln der Vererbung (Mendel`sche Gesetze)
Reduplikation	⇨	Verdopplungsvorgang, Vervielfältigung der DNA

Super!!! Herzlichen Glückwunsch und Du hast die mündlichen Prüfungsfragen bravourös gelöst! Falls Dir einige Fragen noch schwer fielen, setze Dir eine Markierung (evtl. einen farbigen Klebestreifen) wiederhole sie in einiger Zeit!

Kapitel 14) Glossar Zelle bzw. Zytologie (von A – Z)

*„Der Heilpraktiker muss mit dem **Gebrauch lateinisch/griechischer Fachbegriffe** vertraut sein, weil diese sich heute in allen **Heil- und Heilhilfsberufen** eingebürgert haben (siehe auch Urteil des Bayerischen Verwaltungsgerichtshofes vom 27.2.1991)."*
(Husum, Gegenstandskatalog des Gesundheitsamtes Husum)

Wir haben daher ein **Glossar (Register der Fachbegriffe)** für Dich erstellt, in dem die **prüfungsrelevanten Vokabeln von A – Z** aufgelistet sind. Viele Fachbegriffe benötigt man auch einfach für das **Verständnis von Lehrbüchern, Befundberichten, uvm.** Es lohnt sich daher in jedem Fall, **Zeit für die Fachbegriffe** einzuplanen und sich damit anzufreunden ☺.

Fachbegriff	Erläuterung
Autosom	Chromosom, das im Unterschied zu den Geschlechtschromosomen in den diploiden Zellen beider Geschlechter paarweise vorkommt und nicht an der Bestimmung des Geschlechts beteiligt ist, 22 Paare, Plural: die Autosomen
Carrier	Trägermolekül/e, Lautschrift: [ˈkærɪɐ]
Chromatid	Chromosomenspalthälfte, aus der bei der Zellteilung das Tochterchromosom entsteht, Plural: die Chromatiden
Chromatin	Arbeitsform der Chromosomen, entspiralisiert, Bestandteil des Zellkerns, der das Erbgut der Zelle enthält
Chromosom	in jedem Zellkern in artverschiedener Anzahl und Gestalt vorhandenes, das Erbgut eines Lebewesens tragendes, fadenförmiges Gebilde
Chromosomenaberration	Veränderung in der Chromosomenstruktur, Chromosomenabweichung
Diffusion	Vollständige Durchmischung (Verschmelzung) zweier oder mehrerer Stoffe durch die gleichmäßige Verteilung (gegenseitige Durchdringung) der beteiligten Teilchen.
diploid	einen doppelten Chromosomensatz aufweisend (46)
Desoxyribonukleinsäure	in allen Lebewesen vorhandene Nukleinsäure, die als Träger der Erbinformation die stoffliche Substanz der Gene darstellt; Abkürzung: DNA, DNS
endoplasmatisches Retikulum (ER)	ausgebildetes System feinster Kanäle innerhalb des Zellplasmas gelegen, Zellorganelle • Glattes ER ⇨ Stofftransport • Raues ER ⇨ Stofftransport + Eiweißherstellung
Filtration	Bei der Filtration können Feststoffe aus einer Suspension von einer Flüssigkeit abgetrennt werden.
Genotyp	genetische Information, Gesamtheit der der Erbfaktoren (Gene) eines Lebewesens/Organismus

HP Express ® – effektive Vorbereitung für Prüfung & Praxis

Golgi-Apparat	am Zellstoffwechsel beteiligte Lamellen- oder Bläschenstruktur, Zellorganelle ⇨Sekretbildung und –abgabe, Lautschrift: [ˈɡoldʃi…]
Gonosom	Die Chromosomen eines Menschen, die sein genetisches Geschlecht bestimmen. Man unterscheidet zwei Formen von Gonosomen: X-Chromosomen + Y-Chromosomen
haploid	nur einen einfachen Chromosomensatz enthaltend (23)
Heterosom	Heterochromosom, Geschlechtschromosomen, 1 Paar
Histologie	Wissenschaft von den Geweben des menschlichen Körpers („Gewebelehre") bzw. mikroskopische Anatomie
Interzellularsubstanz	Zwischenzellularsubstanz, Extrazellularmatrix; Austausch von Substanzen zwischen dem Blut und den Körperzellen, interzellular = zwischen den Zellen gelegen; sich zwischen den Zellen abspielend
ICR	=Interzellularraum, Raum zwischen den Organzellen
Karyolymphe	Grundsubstanz des Zellkerns, Kernsaft, Bestandteil des Karyoplasmas des Zellkerns
Klinefelter-Syndrom	Genetisch bedingte Störung der Keimdrüsenentwicklung beim Mann, die durch eine Chromosomenanomalie (zusätzliches X-Chromosom) hervorgerufen wird.
Liquor	Seröse Hirn-Rückenmarkflüssigkeit
Lysosom	Zellorganell das Enzyme enthält und Proteine, Nukleinsäuren u.a. abbaut
Meiose	bei der Zellteilung in zwei unterschiedlichen Prozessen verlaufende Reduktion des bei der Befruchtung verdoppelten Bestandes an Chromosomen um die Hälfte, um so ihre Zahl pro Zelle konstant zu halten; Reduktionsteilung; Reifeteilung
Mendelsche Gesetze	Gesetzmäßigkeiten der Vererbungsregeln
Mikrotubuli	Zellorganelle ⇨ Bildung des Zellskeletts, Stützfunktion
Mitochondrium	Zellorganelle ⇨ bohnenförmige(s) Kraftwerk/e der Zelle, Energiebereitstellung, Orte der Zellatmung, Kohlenhydratabbau, Fettabbau; Plural: Mitochondrien
Mitose	(der Zellteilung vorausgehende) Teilung des Zellkerns
Nukleolus	im Zellkern befindliches kleines, kugelförmiges Gebilde, Zellkernkörperchen
Nukleus	Zellkern, Kommandozentrale des Körpers
Osmose	das Hindurchdringen eines Lösungsmittels (z. B. Wasser) durch eine durchlässige, feinporige Scheidewand in eine gleichartige, aber stärker konzentrierte Lösung, Diffusion durch eine semipermeable (halbdurchlässige) Membran
Phänotyp	(durch Erbanlagen und Umwelteinflüsse geprägtes) Erscheinungsbild eines Organismus, Erscheinungsbild, Ausbildung der Merkmale des Individuums

Proteinbiosynthese	Bildung von Eiweißen (Proteinen) in einem Organismus
Reduplikation	Verdopplungsvorgang, Vervielfältigung der DNA
Ribosom	vor allem aus Ribonukleinsäuren und Protein bestehendes, für den Eiweißaufbau (Proteinbiosynthese) wichtiges, submikroskopisch kleines Körnchen, Zellorganelle ⇨ „Arbeiter der Zelle"
Ribonukleinsäure	aus Phosphorsäure, Ribose und organischen Basen aufgebaute chemische Verbindung in den Zellen aller Lebewesen, die verantwortlich ist für die Übertragung der Erbinformation vom Zellkern in das Zellplasma und für den Transport von Aminosäuren im Zellplasma zu den Ribosomen, an denen die Verknüpfung der Aminosäuren zu Eiweißen erfolgt; Abkürzung: RNS
Suspension	Feinste Verteilung sehr kleiner Teilchen eines festen Stoffes in einer Flüssigkeit, sodass sie darin schweben. (z.B. Kaffee ☺)
Trisomie	Auftreten eines überzähligen Chromosoms, das im diploiden Chromosomensatz nicht zweimal, sondern dreimal vorkommt (z.B. Chromosom 21 beim Down-Syndrom)
(Ullrich-)Turner-Syndrom	Durch angeborene Chromosomenstörungen hervorgerufener, fast ausschließlich bei weiblichen Individuen auftretender Symptomenkomplex mit Minderwuchs.
X- Chromosom	Beim X-Chromosom handelt es sich um ein Geschlechtschromosom (Gonosom). Es liegt beim weiblichen Geschlecht doppelt und beim männlichen Geschlecht einfach in Kombination mit dem Y-Chromosom vor.
Y- Chromosom	Beim Y-Chromosom handelt es sich um ein Geschlechtschromosom (Gonosom). Es liegt beim männlichen Geschlecht in Kombination mit dem X-Chromosom vor.
Zelle	lat. Cella - kleiner Raum/Kammer; kleinste selbstständige Funktionseinheit des Organismus, kleinste lebende Einheit in einem pflanzlichen oder tierischen Lebewesen
Zellmembran	Zellhülle, Zytomembran bzw. Membran, die das Zellplasma außen begrenzt
Zellorganellen	Kleine Organe bzw. „Maschinen der Zelle"
Zentriol	Zentralkörperchen, Zellorganelle ⇨bildet den Spindelapparat für die Zellteilung aus
Zentromer	Einschnürung, die das Chromosom in zwei [unterschiedlich lange] Arme gliedert
Zygote	(bei der Befruchtung) aus der Verschmelzung der Kerne der männlichen und weiblichen Keimzelle entstehende [diploide] Zelle, aus der ein Lebewesen entsteht, befruchtete Eizelle
Zytologie	Wissenschaft von der Zelle, ihrem Aufbau und ihren Funktionen; Zellforschung; Zellenlehre
Zytoplasma	Plasma einer Zelle ohne das Kernplasma; Zellplasma

HP Express ® – effektive Vorbereitung für Prüfung & Praxis

Raum für eigene Notizen

Kapitel 15) Stichwortverzeichnis (Index)

In unserem Index (Stichwortverzeichnis) findest Du alle wichtigen Begriffe in alphabetischer Reihenfolge mit den jeweiligen Seitenzahlen. So kannst Du flugs herausfinden, auf welchen Seiten die von Dir gewünschten Informationen vorkommen!

Adhäsionskontakte	27
Agenesie	40
Aplasie	40
Arzneimittel	46
Atom	15
Aufbau einer Zelle	31
Carrier	23
Chromosomen	32, 33
Chromosomenaberrationen	34
Differenzierung	12
Diffusion	24
Down-Syndrom	42
Dysplasie	40
Einzeller	21
Endoplasmatisches Retikulum	29
Erbinformation	26
Fachbegriffe	7
Fehlbildungen	48
Fehlbildungssyndrom	40
Filtration	24
Gap junctions	27
Genetik	38
Interzellularsubstanz	11
Kennzeichen des Lebendigen	8
Kernkörperchen	26
Kernporen	28
Kernsaft	26
Klinefelter-Syndrom	45
Lysosom	29
Meiose	36
Mikrotubuli	29
Mitochondrium	29
Mitose	35
Mutationen	34
Nährstoffe	19
Organismus	14
Organsysteme	17
Osmose	24
Proteinbiosynthese	38
Ribosom/en	29
semipermeabel	23
Stammzellen	13
Strukturmodell	37
Tight junctions	27
Transport	24
Turner-Syndrom	44
Vielzeller	21
Zelle	10
Zellkern	28
Zellkontakte	27
Zellmembran	23
Zellorganellen	29
Zellskelett	23
Zellteilung	35
Zentromer	32
Zytologie	10
Zytoplasma	23
Zytoskelett	29
Zytosol	23

Kapitel 16) Lernübersicht Zelle (Zytologie)

Nun folgt eine **Übersicht der Themen, die Du bis zur Prüfung zum Kapitel Zelle (Zytologie) „drauf haben solltest"**. Schaue bitte einmal die folgende Übersicht durch, ob Du bereits zu jedem Thema etwas sagen könntest! Es wäre schön, wenn Du die nun verbleibenden Lücken noch nacharbeitest, um **sicher in die Prüfung zu gehen!** *(Sobald Du sich fit fühlst darfst Du Dein Kreuz setzen!!! ☺)*

☐ **Lernübersicht Zelle (Zytologie)**

- ☐ Kennzeichen des Lebendigen
- ☐ Aufbau der Zelle und der Zellorganellen
- ☐ Genetik/Vererbung
- ☐ Zellteilung (Mitose/Meiose)
- ☐ Proteinbiosynthese
- ☐ **Pathologie der Zelle:**
  - ☐ Q90.- Down-Syndrom (Trisomie 21, Chromosomenanomalie)
  - ☐ Q96.- Turner-Syndrom (Chromosomenanomalie)
  - ☐ Q98.0 Klinefelter-Syndrom (Anomalie der Gonosomen)

Raum für eigene Notizen

HP Express ® – effektive Vorbereitung für Prüfung & Praxis

Abschlussfrage:

Was hat sich in diesem Lehrheft **besonders gut eingeprägt** und was musst Du **nochmals nacharbeiten bzw. im Lehrbuch nachschlagen?**

Bitte notiere Dir die **Schwerpunkte aus diesem Lehrheft,** die Du in jedem Fall nochmal durchgehen musst. Dies wird Dir, gerade wenn Du mit den kommenden Lehrheften weiterarbeitest, eine große Hilfe sein, „eben mal" hinten im Lehrheft nachzuschlagen und Du kannst den Stoff, der nach der Wiederholung bzw. Nacharbeiten bereits sitzt, dann gleich streichen. **So wird es immer weniger Stoff.** ☺

Außerdem würden wir Dir empfehlen, Dir **den Stoff selber (!!!) zusammenzufassen und in einen Ordner für die spätere Prüfungsvorbereitung zu heften.** Selbstverständlich erhälst Du von uns ein **Lehrheft bzw. Paukbuch für Heilpraktiker zur Prüfungsvorbereitung,** aber man lernt meist besser den **Stoff, den man selber bearbeitet hat** und Du kannst dann unser Paukbuch für die Heilpraktikerprüfung **als Kontrolle & zur Sicherheit** nehmen.

Deine Notizen:

....

....

....

....

....

....

....

....

HP Express ® – effektive Vorbereitung für Prüfung & Praxis

Herzlichen Glückwunsch!

Du hast das **Lehrheft Nr. 1 zum/zur Heilpraktiker/in** erfolgreich durchgearbeitet.

Nachdem Du nun sämtliche Kapitel bearbeitet, die Rätsel gelöst und das Glossar mit den Fachbegriffen gelernt hast, bist Du nun soweit, mit dem kommenden **Lehrheft bzw. Kapitel (Nr. 2 – Gewebe)** loszulegen.

Mit dem **HP Express ®** bist Du optimal für die **amtsärztliche Überprüfung zum/zur Heilpraktiker/in** vorbereitet.

Für die amtsärztliche Überprüfung bzw. dem Weg dahin wünschen wir **Dir von Herzen alles Gute und ganz viel Vergnügen!**

Nutze sehr gerne unser **Campus-Forum,** um Dich mit anderen Heilpraktikeranwärtern auszutauschen: http://forum.heilpraktikercampus.com/

Und wir empfehlen Dir unser **geniales Quiz zur Prüfungsvorbereitung:** http://www.heilpraktikerquiz.de/

Deine Sybille Disse und Team des Heilpraktikercampus

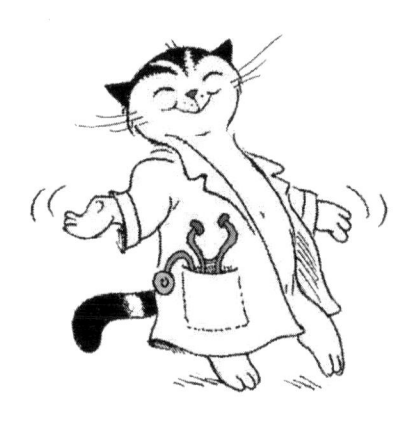

Kapitel 17) Quellenangaben bzw. Literaturverzeichnis & Medien

- **Allmeroth, Margit** ⇨ Diagnose-Lehrbuch für Heilpraktiker
- **Bierbach, Elvira** ⇨ Naturheilpraxis heute, Handbuch für die Naturheilpraxis & Infektionskrankheiten von A – Z
- **Duden** ⇨ Medizinische Fachbegriffe
- **Deinzer, Helmut** ⇨ Notfälle und Sofortmaßnahmen für Heilpraktiker
- **Faller/Schünke** ⇨ Der Körper des Menschen
- **Gesundheitsamt Husum** ⇨ Gegenstandskatalog zur Überprüfung von Heilpraktikern
- **Graubner, Bernd** ⇨ ICD10 (Systematisches Verzeichnis)
- **Hehlmann, Annemarie** ⇨ Leitsymptome
- **Herold, Gerd** ⇨ Innere Medizin (erscheint jährlich neu!)
- **Hof/Dörries** ⇨ Duale Reihe: Medizinische Mikrobiologie
- **Hofer/Rosen** ⇨ Merksprüche für Mediziner
- **Huch/Jürgens** ⇨ Mensch, Körper, Krankheit
- **Menche, Nicole** ⇨ Pflege heute
- **Middeke/Füeßl** ⇨ Duale Reihe: Anamnese und klinische Untersuchung
- **Möller, Laux, Deister** ⇨ Duale Reihe: Psychiatrie, Psychosomatik und Psychotherapie
- **Neumeister, Birgid et al.** ⇨ Klinikleitfaden Labordiagnostik
- **Pschyrembel** ⇨ Klinisches Wörterbuch
- **Schweitzer, Rudolf** ⇨ Die Heilpraktiker Akademie
- **Rassow, Hauser et al.** ⇨ Duale Reihe: Biochemie
- **Scharphuis, Ingo** ⇨ Die mündliche Amtsarztprüfung
- **Spornitz, Udo** ⇨ Anatomie und Physiologie

HP Express ® – effektive Vorbereitung für Prüfung & Praxis

Folgende Lehrhefte sind in der Reihe „HP Express ®" erhältlich:

(1) Zelle (Zytologie)
(2) Gewebe (Histologie)
(3) Haut (Dermatologie)
(4) Ernährung & Stoffwechsel (Metabolismus)
(5) Infektionslehre (Infektiologie)
(6) Bewegungsapparat (Orthopädie)
(7) Nervensystem (Auge – Ohr - Nerven)
(8) Hormonsystem (Endokrinologie)
(9) Immunsystem (Allergien – Lymphe - Onkologie)
(10) Atmungssystem (Pneumologie)
(11) Herz-Kreislauf-System (Herz – Gefäße - Blut)
(12) Verdauungssystem (Magen – Darm – Leber- Galle - Pankreas)
(13) Harnsystem (Urologie)
(14) Fortpflanzung (Gynäkologie)
(15) Psychische Erkrankungen (Psychiatrie & Psychotherapie)
(16) Anamneseerhebung, Untersuchung & Laborbefunde
(17) Gesetzeskunde, Hygiene & Arzneimittellehre
(18) Notfallmedizin
(19) Infektionskrankheiten (IfSG)
(20) Naturheilverfahren
(21) Kinderheilkunde & Geriatrie
(22) Differentialdiagnose (DD)
(23) Prüfungsvorbereitung – Leitsymptome für Heilpraktiker
(24) Prüfungsvorbereitung – Paukbuch für Heilpraktiker

Außerdem sind erhältlich:

Grundlagen (für Einsteiger ohne Vorkenntnisse)

Mein Weg zum Heilpraktiker – Tipps & Tricks

Morgens Heilpraktiker abends Champagner – ein Lernroman

Das Lernskript kannst Du **online bestellen** in unserem **Shop:** www.heilpraktikerladen.com (als ebook bzw. epaper)
und bei der **Buchhandlung Kühn:** http://www.buchhandlung-kuehn.de/Heilpraktikercampus/ (in Buchform mit Spiralbindung)

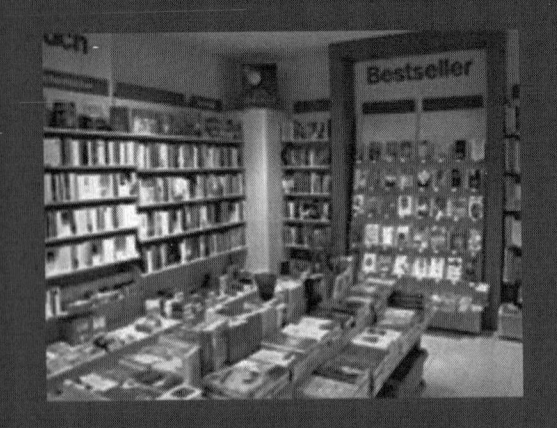

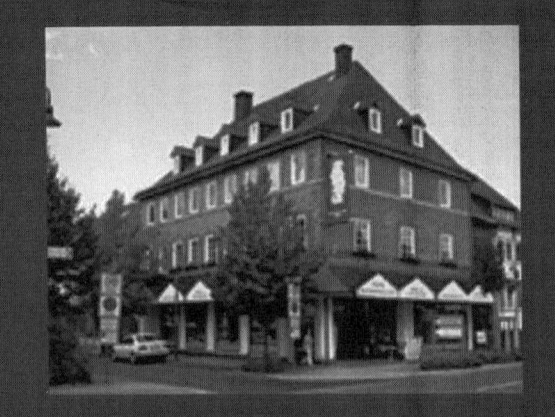

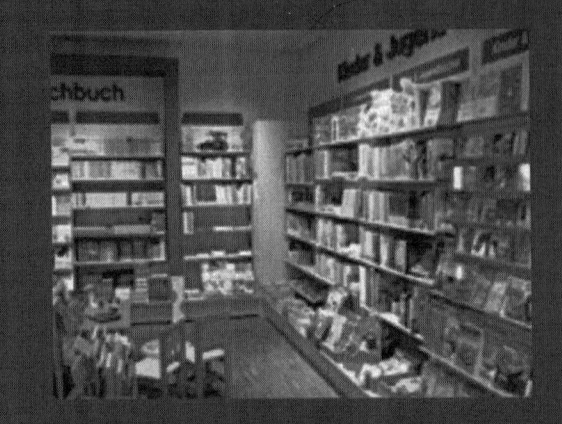

Buchhandlung KÜHN GmbH

Graf-Casimir-Str. 7 | 57319 Bad Berleburg | Tel. 02751 - 7171
Untere Pforte 4 (EKZ) | 59955 Winterberg | Tel. 02981 - 928330
Webshop: www.buchhandlung-kuehn.de